全国高等中医药院校"十三五"规划教材

（供中医学、中药学等专业用）

中药学概论

主编 刘红燕 朱 姝

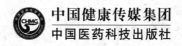

中国健康传媒集团

中国医药科技出版社

内容提要

本书注重知识的整合和趣味性，有机融合药用植物学、临床中药学、中医文化学、中药鉴定学、中药炮制学等多学科理论知识，既可作为《走进神奇的中药》在线课程教材用书，又可作为中药学专业整合教学模式用书。本书以中医药故事为切入点，通过讲述"明星"中药轶事，纠正认知误区，帮助学习者深入了解中药的文化根源、基源、临床应用、鉴定和炮制等内容，强化学生创新能力、自主学习能力，同时树立保护、弘扬中医药文化的志向，进一步传承和弘扬祖国传统医药瑰宝，服务全民"大健康"。本书适合于高等中医药院校本科学生学习使用，也可供广大中医药爱好者阅读使用。

图书在版编目（CIP）数据

中药学概论／刘红燕，朱姝主编 . —北京：中国医药科技出版社，2019.7
（全国高等中医药院校"十三五"规划教材）
ISBN 978 – 7 – 5214 – 1058 – 7

Ⅰ.①中… Ⅱ.①刘… ②朱… Ⅲ.①中药学 Ⅳ.①R28

中国版本图书馆 CIP 数据核字（2019）第 056301 号

美术编辑 陈君杞
版式设计 南博文化

出版　**中国健康传媒集团** | 中国医药科技出版社
地址　北京市海淀区文慧园北路甲 22 号
邮编　100082
电话　发行：010 – 62227427　邮购：010 – 62236938
网址　www. cmstp. com
规格　787 × 1092mm ¼₆
印张　9 ½
字数　164 千字
版次　2019 年 7 月第 1 版
印次　2019 年 7 月第 1 次印刷
印刷　北京市密东印刷有限公司
经销　全国各地新华书店
书号　ISBN 978 – 7 – 5214 – 1058 – 7
定价　**35. 00 元**

获取新书信息、投稿、为图书纠错，请扫码联系我们。

前言
QIANYAN

习近平总书记指出：中医药学凝聚着深邃的哲学智慧和中华民族几千年的健康养生理念及其实践经验，是中国古代科学的瑰宝，也是打开中华文明宝库的钥匙。中医药汲取了中国传统文化的精髓，其理论体系也成为了提高公众健康素养，建设健康中国的必要保障。为充分发挥中医药文化的育人功能，进一步提高公众健康素养，强化公众文化自信，着力推进健康中国的建设进程，特将编者的育人心得，参考中医药相关书籍，编成了《中药学概论》。

应新媒体时代文化传播的需要，我们于2018年秋录制了《走进神奇的中药》网络在线课程，并通过智慧树、中国大学慕课两大平台在全国范围内授课。经过两个学期的运行，目前已有近200所院校的三万余人选修该课程。学习者对课程内容给予了高度赞誉，并纷纷留言索要书稿，为了满足广大学习者的要求，特出版本书作为课程教材。

本教材紧紧围绕"以学生为中心"的教育理念，具有融合性、创新性、实用性等特点。教材注重学科融合，尝试将中医文化学、中药鉴定学、药用植物学、临床中药学、中药炮制学等多学科知识有机结合，以中医药故事为切入点，通过讲述中药历史发展长河中的诸多奇药轶事，纠正某些"明星药"的传统认知误区，力图科学地阐释中医药的本质，着力培养学生辨识、炮制、临床应用中药等方面的学习技能，帮助其树立保护、弘扬中医药文化的志向。

作为一本创新融合教材，《中药学概论》集趣味性与知识性于一体，适用范围较广，既适合中医学、针灸推拿学、中西医临床医学等医学类专业学生使用，又适合中药学、制药工程学、康复治疗学、护理学等非医学类专业，以及从事中医药工作者学习研究使用。

本教材编写，得到了中国医药科技出版社的大力支持，在此表示衷心感谢。编写本教材时间紧促，错漏之处在所难免，敬望各位读者予以批评指正，不胜感激！

编者

2019年3月

目录
MULU

绪　论

天涯望断当归路，桂枝缈，浮萍渡。百结心仪谁与诉？教天怜子，使君怜我，莫要东风误。红尘最是相思苦，豆蔻梢头蝶双舞。醉里愁肠山外雨。芭蕉叶落，海棠花谢，惟有香如故。

优美的意境，华丽的辞藻，谁能想到竟是由一味味中药名串起的呢？

中药，是我国劳动人民几千年来创造的传统智慧和文化理念，也是祖国医药学宝库中的一颗璀璨明珠。

中药最早的起源与寻找食物有关。在生产力低下的原始社会，人们不懂得耕作收获，只能从自然中寻找食物来充饥，"饥则求食，饱则弃余"，可以想象，人们在采集野果、种子及植物根茎充饥的过程中，逐渐发现了某些植物的治病功效或毒性，并在觅食的过程中有意识地辨别、选择，以避免中毒或用于解除某些病症，于是，药物便出现了。

到了原始社会后期，采矿和冶金术的萌芽又催生了矿物药的发现。而此后求仙问药及炼丹术的兴起又进一步推动了矿物药的发展。然而，由于矿物药中含有重金属的问题，导致其目前的使用情形极不乐观，甚至有人喊出"让矿物药退出中成药"的口号。存在即有合理性，老祖宗使用了数千年，并被实践证明的宝贵遗产真的是糟粕么？真的要被丢弃么？

总之，这些源于自然的产物，既可充饥，又能保健疗疾。"药食同源"就是对中药起源最为精准的概括。中药是以中医理论为指导，用于防病治病的植物、动物、矿物及其加工品。因为源于自然，来源以植物性药材居多，使用也最为普遍，所以古代文献中又把中药习惯性称为本草，直至近代，随着西方医药学在我国的传播，本草学才逐渐改为了"中药学"。

在浩瀚的历史长河中，本草陪伴了我们上千年，早已深入民间，融为了人民生活的一部分，不仅涌现出了"麻黄素""青蒿素"等举世瞩目的成果，还涌现了诸如《药名四季歌》等的传世佳句。先来一起欣赏这首极富情趣的《药名四季歌》：春风和煦满常山，芍药天麻及牡丹；远志去寻使君子，当归何必找泽兰。端阳半夏五月天，菖蒲制酒乐半年，庭前娇花红娘子，笑与槟榔同采莲。秋菊开花遍地黄，一回雨露一茴香，牧童去取国公酒，醉到天南星大光。冬来无处可防风，白芷糊窗一层层；待到雪消阳起石，门外户悬白头翁。诗中的药名把寒来暑往、四季轮回表现得淋漓尽致，最为生动地描述了中药与老百姓生活、生产密不可分的联系。

华夏民族正是在中药治病救人和中药文化滋养的背景下才得以绵延生息。无论是生精补髓的鹿茸，还是补肾壮阳的肉苁蓉，或是平易近人的地黄，本草的力量都是通过它们的滋养作用，成为了守护华夏生机的秘方。

在窥探本草奥秘的同时，我们也认识到中药世界里很多闻所未闻的"奇药轶事"。古代帝王"朱批"中的"红色"，中国书画"丹青"一词的由来，居然来源于一味神奇的药材——朱砂。动物世界里，雄代雌孕，温柔勇敢的奶爸，居然是胆小的海马；古代方士们追求"长生不死""服食飞升"的"真人饭"居然源自于药材雄黄；古代墓葬中陪葬的玉蝉居然有象征复活和永生的含义。诸如此类的轶事，数不胜数。而这些"轶事"也伴随着人类的繁衍与生息，绵延千古。

无论是神农尝百草，还是李时珍著医书，都说明了人们发掘中医药源于对延续生命的渴求。每一味本草在治病救人的背后，都埋藏着一段感人的故事或神奇的传说。无论是"武林中见血封喉"的乌头，还是"无脚会跑"的天麻，乃至"千年长成必有毒蛇守护"的人参，或是使白娘子"一壶浊酒显真形"的雄黄，皆是与中药相关的神奇传说。

这些传说再经过文人墨客的笔墨渲染，更是增添了一份朦胧与神秘的色彩。这些亦真亦幻美丽传说背后真相究竟是历史的谬误还是科学的真谛呢？不管是什么，他们都伴随着千古神话代代相传，见证了人间的冷暖和岁月的变迁。

中药是大自然的宝贵馈赠。大自然的鬼斧神工造就了色彩纷呈的神奇本草。

历经伤痛、辉煌与死亡历程而铸就的沉香，偶然奇遇的冬虫夏草，"神仙播种凡人采挖"的天麻，或是生在人迹罕至之处有"起死回生"之效的人参，这些传说中的仙草究竟源自何方，又因何能可以经过一代代的传承，成为深植于中华文化的传奇呢？

随着现代生活中"防未病"和"养生"热潮的兴起，中药受到了越来越多的追捧，尤其是人参、冬虫夏草、何首乌、鹿茸、海马等老百姓喜闻乐见的"明星药"。

然而受诸多因素的影响，近年来中药不良反应的报道频频出现，如服用冬虫夏草引起的重金属中毒，使用何首乌导致的肝毒性，服用人参引起的性早熟，使用龙胆泻肝丸引起的肾衰竭等，严重贬低了中药在国内外的声誉。

中医药在中华传统文化中薪火相传，它充满了魅力，同时也带着神秘感。其实中医、中药并不玄妙，本质是中医药的理论根植于阴阳五行学说。我国古代朴素的唯物观认为，世界是一个对立统一的整体，内部充满矛盾，相互对抗，却又相互制约，从而达到一种自然平衡。人生于自然，食五谷生百病，从大地上取草木虫石以克之，其实就是阴阳调和理论的根本体现。同样，中药的神秘也只是阴阳之道在中药上的表现而已。

天地合而万物生，阴阳接而变化起，此消彼长，依存互根。

本草，源于自然，独具灵性，更是遵循自然界阴阳五行之理，无论是精准的采收时节，还是独具匠心的炮制方法，处处都体现出本草蕴含的智慧与哲理。比如，何首乌、地黄加工过程中的九蒸九晒炮制方法就是阴阳之道在中药上最典型体现的代表。

九蒸九晒是一个经水火共制，转化改性过程，蒸法促其腐熟而有补阴血之功，曝晒则吸收天地阴阳之气，使生者变熟，阴而不凝，濡而不滞，无凉遏之弊，有流动之能，正符合肾之"阴中涵阳"的特征，所以才有了"生熟异治"之说。

这不是简单的化学反应，也不是分子机制的机械变化，是朴素的阴阳五行学说在中医的运用。另外，九为阳数之极，道家讲究九九归一的说法，九蒸九晒也蕴涵了药材的药性在阴阳调和过程中达到最佳的道理。

但是在喧嚣浮华的今天，在很多人的眼里，九蒸九晒只是一个噱头而已，为了节省人力物力，这些传统繁琐的炮制工艺多被遗弃，九晒改为了一晒或短晒或烘干。由此，中药毒副作用逐渐增多、中药药效逐渐减退的现象就成了不争的事实。

阴阳五行在本草中的体现还反映在中药的配伍与来源关系中。

我国第一部本草学著作《神农本草经》中有："药有阴阳配合，子母兄弟，根茎花实，草石骨肉。"阴阳配合是说药物间有阴阳属性的相互匹配，多指药物之间的配伍。子母兄弟是指药物的来源关系。例如附子和川乌，附子为子根，川乌为母根，两者的关系如子附母，所以有子母之称。

兄弟则是指药性相同，产于同种植物或相近植物的中药。比如白芍和赤芍均来源于芍药的根。即便是兄弟，功效却完全不同，有"白补赤泻、白收赤散"的说法。同一种植物同一个药用部位居然分化成两种不同的药材，这种现象在整个本草史上都令人惊叹。

此外，古人有"用药如用兵，任医如任将"的说法。只有熟知药性，如药物的缓急攻补、寒热虚实、配伍精良，并且切中病机，才能出奇制胜。

所以，我们在聆听本草故事的同时，也要透过故事，掌握学习中药的技能和方法，掌握中药的基源、性状和功效，使每一味中药都能在中医理论指导下成为治病救人"行军攻坚"中的常胜将军。

最后，再对课程进行一个简单的介绍。《走进神奇中药》在线课程对以上所提到的所有问题都进行了深入浅出的剖析和阐释。以中药的神奇特征为切入点，以轻松趣味的基调呈现富有传奇色彩的中药文化，讲述与人们生活息息相关的中药故事，将传奇本草最真实的一面展现给大家，解密本草传说背后的真谛，让更多的人走近中药，体会它们的亘古魅力，从而在中药的世界里寻找更多有趣的东西。让中药继续为中华民族的繁衍生息、中华儿女的身体健康保驾护航。

第一章　中药四维

第一节　杀人无过之神草人参

人参自古以来就被视为百草之王。药材因头足俱备，酷似人形，被赋予了许多神奇的色彩。直至今天，仍有很多神奇之处令人不解，比如，作为一种草本植物，它却可以穿越春秋，以超强的生命力生存，拥有千年寿命。

人参发音与人身相同，五片复叶与手掌形同，种子与肾脏外形接近，孕育周期270天，主根与人类形体相似，具有头、身、腿等身体形态。这些比拟愈加增添了人参的神奇色彩。而《红楼梦》中黛玉久服的人参养荣丸、贾瑞续命的"独参汤"，则进一步神话了人参的起死回生之效。

然而，这样一味神奇的药，自古至今关于它的纷争就未停止过。

清代著名医药学家徐灵胎在《医学源流论》中写道："天下之害人者，杀其身，未能破其家……先破人之家而后杀其身者，人参也。故人参者，乃医家邀功避罪之圣药，病家如此，医家如此，而害人无穷矣。"这段话的意思是说，天下的贼，或是拿人钱财，或是害人性命，但是人参却先劫人钱财，后伤人性命。由此可以看出，徐灵胎老先生对人参的态度非常不乐观，他不但不推崇人参，反而认为人参是谋财害命的东西。

陈修园亦有"人参杀人无过"的观点。

直至今天，人参产生不良反应的系列报道仍使其处在医药界的风口浪尖上。如：有儿童连续服用人参导致性早熟；有成人连续服用人参导致高血压；甚至有成人因为一次服用40 g人参而死亡的现象。除此之外，还不时有服用人参后出现身体不适，包括流鼻血、失眠等"人参滥用综合征"的零星报道。

看到这里，我们不禁产生了疑惑：人参究竟是一味良药，还是一味毒药呢？现在，让我们一起走入人参的世界，解读人参的良毒之争。

首先，了解一下这味传奇的百草之王。

一、人参传奇

（一）神奇的休眠

人参是一种古老的五加科草本植物，是地球上仅存的新生代第三纪孑遗植物之一，经过千百年的演变，目前主要分布在我国长白山低温少光的针阔混交原始森林中。

人参对生长环境的要求极为苛刻。正如《柳河县志》中记载："山参生于石壁下大树旁，既可避正午日光之直射，又可免淫雨过度之涝灾。"人参之所以要避免正午阳光的直射，主要由其本身的生理缺陷所决定：人参叶片缺少具有保护作用的栅栏组织，叶片表面气孔数目少，惧怕强光，当直射光过于强烈时，叶片会因灼伤而枯死，因此，人参一般生长在草木、低矮灌木、高大乔木所形成的三层立体环境中。而长白山的原始森林中低温少光、密而不闭，枯枝落叶堆积成营养丰富的腐殖土，正是人参生长的绝佳条件。

相信很多人都听说过这个美丽的传说：千年人参是一个穿红肚兜的胖小孩，须把穿有红绳的针缝到它的肚兜上，才能防止其逃跑。赵翼在《檐曝杂记》中也有记载：发现野山参后，先用一顶帽子把它盖上，然后再挖，否则它就会跑掉。野山参真的会跑么？

传说的源头必定是古老的放山人，也就是我们今天所说的挖参人。放山过程艰辛又危险，长久行走在人迹罕至的深山密林中，孤独、寂寞加上对豺狼虎豹的恐惧，难免会将难以寻觅的人参与神话传说联系起来。

事实上，野山参在缓慢生长过程中，除了要经受暴雨、冰雹等自然灾害的侵袭，还要遭遇虫吃鼠咬，野兽践踏等意外伤害，一旦遇到外来伤害，人参就会将露出地面的茎叶脱落，进入休眠状态，躲在地下不出来，这个过程可能持续三年、五年甚至十余年，结果就是人们好久没见到它，就以为它跑掉了。当人们偶尔再次经过它生长的地方时，又发现了它，就认为"跑掉"的人参又"跑回来了"。人们对人参的喜爱与尊崇，长久以来就演绎成了"千年人参是个会跑的胖小孩"的美丽传说。

（二）生命轮回的奥秘

休眠成就了人参传奇，而奇迹般的生长轮回，则成就了人参的另一个传奇。

野山参植株形态通常经历这样一个过程：一片三出复叶（三花子）、一片五出复叶（俗称巴掌子）、二至六片五出复叶（俗称二匹叶至六匹叶），极少数有七匹叶及以上者，所以人参故事中讲到的八匹叶、十二匹叶等都是虚构骗人的，实际上不可能存在。

在每一种株形上，野山参分别停留几年到几十年。野山参的轮回现象即从六匹叶轮回到"三花"，再次经历巴掌子，二至六匹叶的过程，依次轮回变化。这也揭示了一种草本植物可以穿越春秋，拥有千年寿命的奥秘。

在老一辈挖参人的心目中，人参是一种仙草灵药，有毒蛇守护其生长。

深山密林中，人参常常与杂草混杂在一起，极不容易寻找。但是，人参是一种季节性很强的植物：每年农历七月，人参籽成熟变红，易从杂草中脱颖而出。人参籽变红以后非常诱人，通常会引来鼠、鸟类等小型动物采食，而鼠和鸟恰恰又是蛇类的美味食物。人参参龄越长，其果实越红、越大、越诱人，就会吸引更多的鼠和鸟类来采食，潜伏在它附近的毒蛇往往也越大、越多。所以，千年人参必有毒蛇守护是很有道理的。而老的放山人（挖参人）恰恰也是利用了人参籽变红易于被发现的现象来寻找人参。

（三）独特的野山参

关于野山参的鉴别，老药工总结有：芦长碗密枣核艼，紧皮细纹珍珠须。

其形态概括起来由芦、纹、体、须、点五体组成，各部位都有较特殊的形态。

野山参的根茎称芦头，形态弯曲与大雁脖相似者，称"雁脖芦"。根茎上的茎痕称为"芦碗"。芦一般分三节：顶端一节茎痕形如马牙，称"马牙芦"；中间一段，芦左右层叠而生，芦碗紧密，俗称"堆（对）花芦"；最下一段不显芦碗，圆柱形，称"圆芦"。芦碗随着参龄的增长而逐年增加。有经验的挖参人，根据芦头的形态就可分辨出野山参的参龄。

芦上生的不定根，称为艼，通常形如枣核，称为枣核艼。当人参地下主根发育受阻时，艼变成主根继续维持增长，成了艼变人参，通过艼变人参的不断变化，人参可达到上千年的参龄。

野山参的主根称为体。体的鉴别特征为锦皮细纹。野山参生长年限越高，皮上积累的物质越多，皮的色泽就越犹如古代帝王龙袍的亮黄色，并且如锦缎般细腻，故称为锦皮细纹。

纹是由生长特性造成的。人参在生长过程中，为了越过寒冬，芽孢不能露出地面，由于根茎成长带动芽孢上移，主根便本能地往地下收缩，使芽孢保持在一定深度的土层中，久而久之，人参根部被紧紧压缩，形成了许多横纹。随着参龄增大，根部形成的横纹，会变得多而细密，因此形成密而深的细纹。

野山参体的形态通常分为顺长体、灵体、笨体。参体下边只有一条腿者称为顺长体，放山人称为牛尾巴参。参体下端分出两条参腿者称为灵体，灵体恰似一个人字形，在形态上灵动自然，最受人们喜爱。参体下端分出三条及三条以上腿者称为笨体。

还有一种分类方法是将人参分成"武形"或"文形"两种形态。体短、粗、壮或呈短横体菱角形，腿呈八字分开者称为"武形"；呈纺锤形或圆柱形者俗称"文形"。

野山参的须根生长着疣状突起（小疙瘩），形似"珍珠"，称"珍珠点"。通常情况下，珍珠须是野山参在恶劣的环境下，为了生存，寻找水分营养而不断延伸的结果。"珍珠点"是须根上生出的须根脱落后留下的痕迹。所以一般来说，须根越长、珍珠点越多的人参，品质越好。

二、补气良臣话人参

（一）人参之功

人参为什么被称为百草之王呢？这是因为人参既是救命的药，也是治病的药。

首先我们来了解一下人参为什么可以救命，人参可大补元气、复脉固脱，用于治疗脱证。

脱证，是临床的一种重症和危症，主要表现为昏迷不醒、呼吸微弱、脉微欲绝，常伴有四肢厥冷、冷汗淋漓等阳虚表现。脱证出现的原因，或是因为久病、大病，耗散了人体的正气，或是突然的大出血、大汗、大吐、大泻而导致。我们就说正气将要亡失，这时候人失去了意识，全身湿冷，摸上去脉搏很弱，感觉似乎要停止跳动一样。

这种临床危重病症，古代并没有现代的急救措施，所以常以大量人参煎服来大补元气、拯危固脱，一般会用到 30 g 或以上。人参正是可以治疗脱证，所以被认为是一味救命的药物。

但是用人参救命的时候却需要注意：古代急救的时候，由于优质的人参才具有这种作用，并且需大量使用，从补气作用上来讲，应该用野山参比较适合；现代临床急救的时候，因为具备了较为完善的急救措施，不再用独参汤，而是将人参做成各种制剂使用，比如参附注射液、参麦注射液等。

其次，为什么说人参是治病的药物？

在中药学中，人参是一味补虚药，确切地说，是补气力量最强的一味药物，补气药的领军药物。人参可以补脏腑之气，即补脾气、补肺气、补心气、补肾气。

气虚的主要表现是乏力，造成乏力的主要原因有两个：如果感到乏力，活动后加重，一般是气虚造成的；如果感到乏力，活动后减轻，一般是湿浊阻滞造成的，并且舌苔厚腻。

此外，脏腑气虚还有其他的表现，心气虚还会有失眠、心悸的症状；肺气虚有咳嗽无力，气短而喘，自汗的症状；脾气虚有食少，腹胀，便溏的症状。

人参还可以入肾经，改善因肾气虚导致的腰膝酸软、遗精、遗尿，以及妇女滑胎等，在临床上也可配合治疗老年功能性的阳痿。

在使用人参的时候，需要注意一定要有脏腑气虚的表现才可以用。如果气虚程度并不重，那么可以用党参来替代。党参也是一味补气药，可以补肺气和补脾气，可长期作为人参的替代品，价格相对便宜，补气力比人参要弱一些。

人参还具有补气生津和补气养血的作用，根据中医气生血、气生津的理论，气虚可以导致津液不足和血液不足。

在临床上人参可用于气血两虚，具体表现为气虚导致的乏力，面色萎黄。人参还可用于气津两伤的口渴多饮症状，比如在夏天，气温很高，我们出汗之后，在口渴的同时会有乏力的感觉，这就是气随津脱，气津两伤导致的。这时候可以使用生脉饮（现在被制成了生脉注射液），其处方中人参补气生津、麦冬养阴，五味子止汗，共同治疗气津两伤。

人参还具有安神的功效，但是刚才提到了，主要针对心气虚或心血虚导致的失眠、心悸，伴有心慌，易醒。需要注意对于痰热、阴虚内热扰动心神导致的失眠，表现为心烦，舌苔厚、色黄，使用人参治疗不但无作用，反而会加重症状。

人参还具有益智的作用，即可以改善智力水平。在临床上，服用人参可以消除用脑过度造成的脑疲劳，比如连续加班造成的失眠、记忆力下降，改善因为肾精不足造成的智力发育迟缓、记忆力下降。对正常人来讲，人类改善智力的作用并不明显，正常的婴幼儿和儿童也不需要服用人参来改善智力。但人体过度劳累，就可以服用人参来缓解。

此外，人参还可以扶正祛邪，气虚外感的人可以使用。这种人体质虚弱，容易感冒，使用解表药配伍人参来治疗，可以达到扶正祛邪的效果。

以上就是人参的主要作用，我们简单地总结一下：人参可以救命，古代用于治疗脱证。人参可以治病，可用于气虚重症，治疗脾、肺、心、肾气虚证；人参可用来补气生津养血，治疗气血不足、气津两虚的病证；人参可用来安神益智，治疗心气虚导致的失眠，脑疲劳导致的健忘，身体疲劳等；人参也可配合解表药，用来治疗体虚感冒。

（二）人参使用禁忌

在使用人参的时候，需要注意几点：第一，人参比较贵重，需要单独煎煮，以免浪费；第二，十八反和十九畏提出，"人参反藜芦""人参畏五灵脂"，就是人参不能和藜芦、五灵脂合用；第三，需要根据不同的证型来选用不同品种的人参，生晒参补气力强，适用于气虚证；红参补气力弱，且偏温，适用于虚寒证。

在使用百草之王人参的时候，为什么会出现那么多的副作用呢？

首先，人参为什么会导致儿童性早熟呢？因为人参入肾经，肾气不虚的儿童服用后会过补肾气，从而导致性早熟。所以对于肾气不虚的儿童，一般在治疗他们脾气虚、肺气虚时，常常使用太子参。

其次，为什么有人服用人参后出现了身体不适、流鼻血、失眠等不适症状，还有些人连续服用人参出现高血压，甚至有人因为一次服用40 g人参而死亡呢？这是因为人参补气力强，服用不当易导致补气过度，气有余便是火，气火上逆，所以可能导致高血压；气也能推动血而妄行，可能导致各类出血，也可能出现脑出血等危急症候。

三、小结

至此，我们就知道了人参到底是一味良药，还是一味毒药。中医治病，讲究的是辨证施治。任何中药，都有自己的偏性，并以偏性治病。中药用对了就是良药，用错了就是毒药。

所以，我们要回归到补虚药的本源，即针对虚证治疗。没有出现虚象的情况下应用补虚药，就会出现不同的副作用。所以，陈修园会有"人参杀人无过"的言论，言辞虽然偏颇，但分析其原因，正是针对当时使用人参不当的盛行现象而提出的。

最后，以一首咏颂诗来结束人参的话题：

安神益智补气津，复脉固脱吊命魂。

畏热喜阴毒虫护，百草之王是人参。

第二节　救人无功之良将大黄

医林俗语有云："人参杀人无过，大黄救人无功"。意思是说，人参是一味贵重滋补的中药，应用不当也会害人性命，但大家不认为是它的过错。大黄是一味泻下的中药，应用恰当也可以救人性命，但是大家却不认为是它的功劳。

通过阅读上一节内容，我们理解了为什么会有"人参杀人无过"之说。这一节，接着跟大家聊一聊"大黄救人无功"的话题。

一、大黄的前世

首先从一个神话故事开始说起。我国四大名著之一《西游记》第六十九回大圣巧行医中记载：唐僧师徒一行来到朱紫国，国王因思念妻子而气结食积，孙悟空巧妙运用中医治法和方药，急则治其标，用大黄和巴豆去积破结，收效良好。并借沙僧之口说："大黄味苦，性寒，无毒，其性沉而不浮，其用走而不守，夺诸郁而无壅滞，定祸乱而致太平，名之曰将军。此行药耳，但恐久病虚弱，不可用此。"而悟空却认为"此药利痰顺气，荡肚中凝滞之寒热"，最后坚持用药，治好了朱紫国王的病。

这个故事充分体现了大黄治病救人的神奇功效。只是有一个问题，大黄为什么会被称为将军呢？我们可以从本草中一窥究竟。

大黄始载于秦汉时期的《神农本草经》，被列为"草之下品"，认为有祛邪之功。南北朝医药学家陶弘景认为"大黄，其色也。将军之号，当取其骏快也"。《药品化义》也有："大黄气味重浊，直降下行，走而不守，有斩关夺门之力，故号为将军。"古人认为大黄药性峻猛，推陈致新，犹如一名勘定祸乱的"将军"，故有将军的名号。

药性峻猛，推陈致新成就了大黄将军的美誉，同时也因伤元气的作用而弱化了大黄救人的功劳。然而，还是有很多医药学家认识到了大黄的重要性，并对其赞誉有加。如明代著名的医药学家张景岳善用补药，属于温补派的代表。他认为人参、熟地、大黄、附子为"药中四维"。古代，礼义廉耻为国之四维，药之四维，就是药中的四大支柱。这里，人参、熟地、附子分别为补气、补血、补阳要药，唯独大黄是一味泻下药。一位温补派的代表，把大黄这样一味苦寒攻下的药与补阳、补气、补血的温补药置于同等重要地位，由此可见大黄的重要性。

清代名医陆懋修认为："药之能起死回生者，惟有石膏、大黄、附子、人参。有此四药之一剂可以回春，舍此之外则不能。"同样印证了大黄在医家心中的重要地位。

事实上，成就大黄"乱世良将"美誉的功臣应该是辨证论治的中医思想。但历史上大黄名贵的时候，人们以服用大黄为时尚而趋之若鹜，导致不经辨证滥用大黄致疾或殒命的情况屡见不鲜。清·姚元之《竹叶亭杂记》记载：朱阁学翰林素知医，每日熬大黄浓汁为汤。服大黄十六斤，腹泻不起。友人为之挽叹云："大黄为厉，九泉应悔自知医。"

南北朝时期医家姚僧垣给梁帝萧衍看病时，发现年高体弱的梁帝对名贵中药大黄念念不忘，遂坚决制止，他认为"大黄是一味快药，至尊年高，不能轻易使用"，但梁帝不听劝阻，坚持服用，结果导致病情危笃，险些丧命。到了他给梁元帝萧绎治疗心腹疾病时，发现萧绎脉搏洪大而实，积食未化，就反对众人用平药的观点，坚持用大黄来治疗，结果一剂治愈。

由此可见，同一味药，只要辨证准确，可以得到立竿见影的效果，如果辨证不清，则会带来严重后果。

以上就是大黄前世的回顾，由此我们也了解到大黄虽是一味虎狼之药，但在药苑中有着非常重要的地位。

二、大黄的今生

大黄来源于"蓼科"大家族，有三兄弟，分别是药用大黄 *Rheum palmatum* L.、掌叶大黄 *Rheum officinale* Baill.、唐古特大黄 *Rheum tanguticum* Maxim. ex Balf.，三种药材植物的区别点在于叶片开裂程度，药用大黄叶片浅裂，掌叶大黄叶片掌状半浅裂，唐古特大黄叶片深裂，形如鸡爪，故又称鸡爪大黄。

掌叶大黄和唐古特大黄（鸡爪大黄）主产于甘肃、青海一带，被称为西大黄或北大黄，泻下作用较强，质量较好；药用大黄主产于四川，被称为川大黄或南大黄，质量稍逊。大黄的药用部位是"根及根茎"，但传统认为根茎药效优于根部。加工大黄，多刮去其外皮，忌铁器、火烤、雨淋，鲜品常切瓣或段，用绳穿成串干燥。

掌叶大黄和药用大黄以栽培为主，多呈类圆柱形、圆锥形、卵圆形或不规则块状。除尽外皮者表面黄棕色至红棕色，有的可见类白色网状纹理，习称"锦纹"。质地较为坚实，断面淡红棕色或黄棕色。根茎横切面髓部较大，有星点环列或散在，根木质部较大，具放射状纹理，但是无星点。唐古特大黄以野生为主，多生长在海拔两千米以上的高原地带，由于耐受严寒，生长周期较短，断面可见红黄交错的高粱碴色及季节交替形成的明显同心环纹。

大黄家族同科同属"亲戚"较多，常见的两大"亲戚"为以藏边大黄为代表的山大黄和以钝叶酸模为代表的土大黄。品种对大黄来说非常重要。举一个例子，20 世纪70 年代，有从事药材经营的人跑到西藏的昌都，发现到处都是大黄，他问当地人为什么不挖来卖钱？当地人说那不是大黄。他不信，就从当地收购了很多，结果全国很多地方都销售了这种大黄。临床应用以后，患者腹痛，但是没有腹泻，也就是说这种大黄没有泻下作用。后来大家才知道用的是藏边大黄。所以，大黄正品只有三种，不能乱用。

三、祛邪良将话大黄

这样一味将军之药，在临床上有怎样的神奇作用呢？

众所周知，大黄是一味泻下药，可以治疗便秘。但是大黄是否能够治疗所有的便秘？

大黄性寒味苦，擅长治疗热结便秘，服用几个小时后，就会发挥泻下作用，出现腹泻。那么什么叫热结便秘？热结便秘，会伴有肛门灼热和全身的热象，如舌苔黄、厚、腻，高热，烦躁等，多发生在身体比较壮实的中青年人群。

但需注意一点，大黄在煎煮的时候，需要后下，就是其他药物快煎好的时候，才放入大黄，一般煎的时间控制在5分钟内，因为大黄的泻下成分容易被高温破坏。

那么，常发生于中老年人的习惯性便秘，适合用大黄吗？答案是不适合。这又是为什么？因为大黄味苦，中医认为苦能燥，苦燥的大黄会消耗肠道津液，导致大便更加干燥，难以排出。所以大黄不适合经常使用，习惯性便秘也不能用大黄。

在《本草纲目》中，李时珍就记载了这样一个案例。他有一个亲戚，因为习惯性便秘，使用大黄来治疗，结果用了一段时间后，排便变得非常痛苦。痛苦到什么程度呢？每一次排便都像妇女分娩那样痛苦，这正是长期使用大黄，耗伤了肠道阴精所致。

可是在临床上，我们会发现很多患者没有出现便秘的症状，但医师却开了大黄，这又是为什么呢？

这是因为大黄不但是一味泻下药，同时也是一味峻猛的祛邪药，可以有效祛除体内的积滞，如食积、痰积等。利用大黄显著的泻下作用，将邪气驱除体外，如刚才提到《西游记》中国王因思妻而气结食积，孙悟空用大黄和巴豆来治疗，正是利用了大黄和巴豆峻猛的攻下作用，使国王食积得化，气机畅通。因此，我们看到很多祛除体内实邪的方子中都有大黄的身影。

除此之外，大黄还是一味清热药，善于治疗各种里热证。大黄可以清热泻火，治疗脏腑热证，如心火导致的心烦失眠、口舌生疮，甚至是尿血等；肺热导致的咳嗽气喘，咳黄色痰；肝火导致的头目胀痛、胁痛、烦躁、耳鸣等；胃热导致的胃部灼痛、口渴、便秘等。大黄可以清热解毒，常常用于治疗热毒引起的疮痈肿痛和烧伤、烫伤。大黄可以清热凉血，用于血热导致的各类出血，包括吐血、咯血、衄血，咯血就是伴随咳嗽的出血，衄血是非外伤所致的某些部位的外部出血症，包括眼衄、耳衄、鼻衄、齿衄、舌衄、肌衄等，以鼻衄（鼻出血）为多见。大黄可以清热利湿，可以治疗湿热黄疸、湿热痢疾、湿热淋证等，湿热淋证主要表现为尿频、尿急、尿痛，还有明显的尿道灼热感。

最后，大黄还有活血的作用，可以用于多种瘀血证，如妇科的瘀血证，包括痛经、月经推迟、量少，包括产后的瘀血腹痛。当然也可以用于癥瘕痞块，治疗腹腔内的瘀血积块，如子宫肌瘤等。

所以，临床上有很多患者，虽然没有出现便秘的症状，仍然可以使用大黄来治疗，原因是大黄具有泻下、清热和活血的功效。热结便秘、里热证和食积、血瘀等各种里实证均可使用大黄。

但是我们在使用大黄之前，必须全面了解大黄的使用注意事项，才能充分发挥它的功效。

第一，服用大黄之后，患者的汗液、尿液都会变黄，需要提前告知患者，否则会引起不必要的担心。

第二，大黄炮制方法不同，适合治疗的病症也不同。常见的炮制品有大黄、酒大黄、熟大黄、醋大黄，医生会根据情况辨证使用，如生大黄，善于泻下；酒大黄，善于活血，或清身体上部的热邪；熟大黄，善于活血；大黄碳，善于止血；醋大黄，善入肝经，擅长清肝泻火。

第三，大黄不适合经期妇女、孕妇、产妇服用，因为大黄可以活血，会使妇女月经过多或产生其他不良反应；大黄峻猛攻下，容易损伤母体和胎儿；大黄泻下成分可以通过乳汁进入婴儿体内导致腹泻。

四、小结

人参因独具补益之功而深受世人喜爱，大黄却因独具祛邪之力而受世人轻视，这正说明了世人喜进温补而忌攻下的用药心理。

但是在临床上，我们不仅需要治国之才，更加需要冲锋杀敌的将才。

因此无论是人参，还是大黄，都需辨证用药。虚证需要人参这样的良药来补虚扶正，实证需要大黄这样的良将来祛除邪气。药物用错了便会有杀人之误，用对了便会有救人之功。

最后，以一首咏颂诗来结束大黄的话题：

名在回春四维中，但悲不与参地同。

苦寒沉定走祸乱，虎狼将军建奇功。

第三节　补血良药话地黄

"淡紫喇叭四月开，平添野径三分彩，生地凉血女士喜，熟地补血男人爱。"

这首诗说的就是地黄。对于地黄大家都不陌生，它的花形似罐，花蕊蜜甜。以前家里贫困的孩子们吃不上糖，就去吸吮地黄的花来解馋，于是就有了"儿时不识蜜，唯吮地黄花，难解饥肠苦，甜梦种根芽"的美丽诗句。今天来聊一聊这味给我们童年留下美好回忆的老朋友——地黄。

一、谈古论今说地黄

（一）滋补佳品论地黄

地黄来源于玄参科植物地黄 *Rehmannia glutinosa* Libosch. 的新鲜或干燥块根。

地黄得名，一种说法是这种植物最宜生于黄土之中，呈土之黄色，所以得名；一种说法源于它地下块根为黄白色而得名；还有一种说法是因其可做黄色染料而得名。

在中医古籍中，地黄还有许多其他的名字。其中，有两个名字比较有趣。第一个名字是"地皇"，这个高端大气的名字与平凡素朴的植物相去甚远，究其深意，可能是地黄功效过于神奇，古人认为是皇天赐药，所以得了"地皇"之名。第二个名字是"地髓"，意思是指吸收地气之精髓。这个名字来自地黄"任性"的个性：种植完地黄的土地至少需要休整八年后才能够再次用于种植地黄。这是因为地黄吸收了地气的精髓，致使土地元气大伤，需休养生息才能恢复地力，所以地黄又有了"地髓"之称。

明代本草著作《本草乘雅半偈》中关于种植地黄的记载也印证了上述观点："种植地黄之后，其土便苦，次年止可种牛膝，再二年，可种山药，足十年，土味转甜，始可复种地黄，否则味苦形瘦，不堪入药也。"字面意思就是种植一茬地黄的土地，要通过轮种其他药材，使土地休耕十年后才能够再次种植地黄，否则地力匮乏，药效递减，甚至导致地黄绝收。

也正是因为此，古人认为地黄不能在同一块土地上连续种植，必须在"生的土地"里才能生长，所以又把它称为"生地"。而药农则认为，地黄对土地表现出的这种饥渴状态，使其吸尽了土地的精髓，同时也造就了地黄本身滋补的特质。

关于地黄的滋补作用，古人早就有认识。东晋葛洪所著《抱朴子》一书记载："楚文子服地黄八年，夜视有光。"又有"韩子治用地黄苗喂五十岁老马，生三驹，又一百三十岁乃死"。

宋代苏东坡年老时，真阴不足，虚火偏盛，常感到心烦口渴。当他读了白居易的《采地黄者》后颇有所悟，自己种一片地黄，常食用，结果津亏好转，不再烦躁，内热也渐退。感慨之余，就写下了"地黄饲老马，可使光鉴人，吾闻乐天语，喻马施之身……丹田有宿火，渴肺还生津，愿饷内热者，一洗胸中尘"的诗句。

除文人外，明代著名的医药大师李时珍也十分推崇地黄，他对地黄的评价是："百日面如桃花，三年轻身不老。"从这个记载来看，地黄功效跟阿胶有点相似，但食用阿胶会引起上火，而食用地黄则不会引起上火，并且地黄便宜，所以食用地黄还是很划算的。用于女性养颜的"益寿永贞膏"就是以地黄为主药的方药。

现代研究表明，地黄有延缓、减轻皮肤老化作用。随着年龄增长，人的肝脏功能会逐渐减退，体内激素平衡失调，引起黑色素增多，导致皮肤发黄、颜色加深、雀斑增多。常用地黄可润肌肤，明耳目，乌须发，使发黄的肤色减退，皮肤恢复光泽。

地黄的食用方法也比较多。早在一千多年前，地黄产区的人们就将它"腌制成咸菜，泡酒、泡茶而食之"。至今，人们仍将鲜地黄切丝凉拌，煮粥食用。

值得一提的是，现在兴起了一种新的地黄吃法，即蜜炙地黄。这种吃法可保留地黄90%的原有营养成分。这种以蜜加工地黄的做法，首创是唐代孟诜《食疗本草》中所提到"以少蜜煎浸食之"。之后明《名医杂录》中也提到"蜜拌"。可见，这种新式吃法不过是老法新用而已。

（二）道地药材话地黄

提到地黄，不得不提它的道地性。古怀庆府，即今河南省焦作市，所产地黄质量最好，品质最佳，是名誉海外的四大怀药之一。

怀地黄的历史最早可追溯到上古时期：炎帝神农氏身患重病，于灵山辨五谷尝百草养病，令山、地、牛、菊四官护值，因人而得名"山药、地黄、牛膝、菊花"。这就是四大怀药最早的起源。史料记载，公元前734年，卫桓公拿怀地黄向周王室朝贡，周王室用后非常高兴，赞其为"神物"。从此，"怀地黄"成为历朝贡品，一直到清代还在征收。清乾隆五十四年，怀府河内县令范照黎曾写诗"乡民种药是生涯，药圃都将道地夸。薯蓣篱高牛膝茂，隔岸地黄映菊花"，最为真实地描绘了古怀庆府人民种植四大怀药的场景。

明清以后，怀药种植进入鼎盛时期，逐步形成了今天焦作市辖区广泛种植的局面。明代刘文泰在《本草品汇精要》中提到"生地黄今怀庆者为胜"，李时珍也在《本草纲目》中记载，今人唯以怀庆地黄为上。

日寇侵华期间，曾把怀药产区的土壤运到日本研究，化验后重新配制了土壤种植怀药，结果以失败告终。

20世纪70年代，国家为缓解怀药产销矛盾，曾向十八个省区引种怀地黄、怀山药，结果引种后出现品种退化，药性大减。

由此可知，怀药一旦离开了怀庆这片沃土，药性便大打折扣。这就是药材道地性的体现。

二、生熟干鲜论地黄

地黄以块根入药，有鲜、干、生、熟之说。刚采收的鲜品称"鲜地黄"，采收后晒干或烘干者称"干地黄"或"生地"，经过蒸制加工后的称"熟地"，它们的性味、主治也不相同，各有所长。

早在东汉末年《神农本草经》里就有关于地黄"生者尤良"的记载。需要强调一点，这里的"生"在古代和现代有一点微妙的区别。在古代，地黄只有生、干之分，鲜品称为生，晒干者称为干，而现在，鲜品慢慢焙干者为生。所以，《神农本草经》中记载的"生者尤良"指的应该是鲜地黄。

鲜地黄形状有点像我们今天吃的番薯，呈纺锤形或条形；外皮薄，呈浅红黄色，表面有弯曲的皱纹；断面淡黄白色。鲜地黄在我国古代应用颇多，但多是取汁服用。如《本草经集注》称鲜地黄宜"捣饮之"，《金匮要略》治百合病用鲜地黄汁，《太平圣惠方》"治时气热毒在脏腑，欲发赤斑"也用鲜地黄汁等，比比皆是，不一而足。

由于鲜地黄是鲜品，不容易保存，后来就把它加工成了干地黄，也就是我们现在说的生地黄。鲜地黄加工成生地黄后，它的表面黄色不再明显，变成灰黑色或灰棕色，断面变成灰黑色或乌黑色，较鲜地黄清热作用减弱，但滋阴凉血作用增强。

熟地黄九蒸九晒的炮制工艺，据说是唐代药王孙思邈 101 岁时研制出来的。就是将鲜地黄蒸后晒干，反复九次，叫九炙熟地。后来为了减少它的滋腻性，又对这个方法进行了改革，即在生地黄炮制过程中加入黄酒、砂仁等辅料，然后上锅蒸透，曝晒干燥，如此反复九次，即"九蒸九晒"。最终加工出"黑如漆、光如油、甘如饴"的熟地黄。当然，这个"九"不一定非得是九次，通长"久"的久，意思是说只要火候到了就可以。

生地黄经过九蒸九晒之后，外观由原来的黄色变成黑色，味道由苦变甜，由甘寒的凉血药变成了甘温的补血药，常用于血虚导致的眩晕心悸、腰膝酸软、耳鸣耳聋、头目昏花、须发早白及女子月经不调等症。

地黄还有一种叫地黄炭的炮制品，是将鲜地黄用无烟火烘炕而成。中医认为药物炒炭后，因炭性收敛，具有止血的功效，所以地黄炭的止血功效强于生地黄。因此生地黄常用于温热病入营血，以及"血热妄行"的多种出血较轻病症，而地黄炭常用于月经过多、崩漏、便血、尿血等较重的病症。

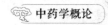

三、生熟异治话地黄

接着通过几个小故事来聊一聊生地黄和熟地黄功效的差异。

（一）滋阴养血生地黄

元代《活幼心书·下卷》信效方中记载了这样一个故事：一天当地保正（保正是古代的一种官衔，职位即相当于今天的乡长）赵温突然鼻子流鲜血不止，服用了各种止血药都没起效。正在这危急时刻，有人挖来生地黄相救，因病情危急，来不及搅汁，便直接让他生吃，等到吃到三、四斤的时候，血就止住了，赵保正的性命也就保住了。

这个故事体现了地黄的一个功效，就是清热凉血，止血。

故事中赵保正鼻流鲜血而无其他异常症状，推断应该是血热妄行证。生地黄性寒凉，善入血分，具有凉血止血的功效，对血热妄行导致的各种出血证均有显著效果。相较于干地黄，鲜地黄更加寒凉，清热凉血作用更强。所以，上述案例中患者鼻流鲜血，情况危急，可直接用鲜地黄搅汁，或直接服用鲜地黄来治疗，而用干地黄熬汁效果则会差一些。

同样，这本书中还记载了作者的姐姐有一次吐血不止，服生地黄汁来治疗，结果药下血止，更加印证了地黄清热凉血、止血的显著功效。

除了上述鼻流鲜血、口吐鲜血外，地黄对于血热妄行造成的多种出血症，如尿血，牙龈出血，皮下出血，妇女崩漏等都有显著疗效。

需要注意的是，急性出血属于临床的急症和危症，治疗首选现代医学的急救手段，而不再采用生地黄或鲜地黄了。

第二个故事讲的是唐朝年间，黄河中下游瘟疫流行，夺去了无数百姓的性命，县太爷来到神农山药王庙祈求神佑，得到了一株根状的草药，送药人告诉他神农山北草洼有许多这种药，县太爷就命人上山采挖，解救了百姓。瘟疫过后，百姓把它引种到自家农田里，因为它的颜色发黄，百姓便称它为地黄。

地黄可以治疗瘟疫体现了它另一个神奇功效，即养阴生津。

人感染瘟疫之后，大多会出现卫、气、营、血四个阶段的典型表现，卫分证阶段症状类似于风热感冒；气分证阶段会出现高热、口渴难忍、大汗出、脉搏洪大等热势盛症状，这时治疗要以清热泻火为主；如果治疗不及时，就会转入营分和血分阶段，热邪侵入营分伤阴，表现为斑疹、发热，夜间明显，这时需要清热凉血、养阴生津的中药来治疗；病情继续发展，就会进入血分阶段，这个阶段需用清热凉血、化瘀止血的中药来治疗。

地黄既有养阴生津的功效，也有凉血止血的功效，是治疗瘟疫的适合药物。当然，在治疗瘟疫中，仅靠地黄一味药物是远远不够的，还需要配伍其他清热解毒和凉血的药物。

地黄犹如滋阴中药中的"万金油"，应用范围非常广泛，对于肾阴不足引起的发育迟缓或早衰症状，胃阴不足出现的口渴、便秘症状，肺阴不足导致的干咳无痰、低热症状都有非常好的疗效。关于生地的功效，寒凉而滋润，就像炎炎夏日里的一辆"洒水车"，既能洒水灌溉（养阴生津），又能灭火清凉（清热凉血）。

（二）滋补精血熟地黄

我们继续通过两个故事来聊一聊熟地黄的功效。

清代《庭训格言》中记载了一个故事：康熙四十九年，时任江宁织造的曹寅，即《红楼梦》作者曹雪芹的祖父，身患疥疮，几月卧床不起，康熙得知后，亲赐"六味地黄丸"，曹寅遵旨服药，疾病很快就痊愈了。六味地黄丸为何有如此起死回生的效果呢？原来，六味地黄丸的君药熟地黄，善于滋肾阴、养精血。康熙深知曹寅生活放荡，常年混迹于青楼，必伤肾阴、耗精血，故命其服下六味地黄丸保命。

熟地黄和生地黄虽然都具有养阴的作用，但适用情况却大不同。生地寒凉滋润，但凡阴虚之证，无论有无热象均可使用；而熟地甘温，适用于没有热象的阴虚。并且熟地黄比生地黄又多了一个功效，那就是养精血，因此六味地黄丸中用的是甘温的熟地而非甘寒的生地。

来看下一个故事。明代著名医药学家张景岳，有个绰号叫张熟地，我们就来讲一讲这个名字的由来。

公元 1596 年秋，张景岳看到朝廷昏庸，骨肉相残，决然弃戎从医，归途路上边行进边行医。一天，他路过柳庄，听到村前哀声连天，得知村中青壮年被征从戎，老幼妇孺长期饥寒交迫，身体虚弱。见此情景，张景岳便将随身带的熟地分给村民充饥，并告诉村民到山野掘采生地，蒸晒成熟地代食，既解饥饿，又能养血。村民对他感恩戴德，故以张熟地称之。

张景岳擅用熟地，他对熟地的深刻认识和巧妙运用确属前无古人后无来者。他认为熟地"性平禀至阴之德，气味纯静，故能补五脏之真阴，而又于多血之脏最要"。

其实，熟地的补血能力算得上中药里的优秀者，可用于各种血虚证。我们知道当归也称得上中药补血中的佼佼者，那么，两者之间有什么差异呢？

当归性燥热，既可补血又可活血，因此得"补血圣药"之名；而熟地补血偏于沉

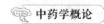

静，但补血之效强于当归，使用时需加活血之品，方可补而不滞。

熟地最重要的作用是滋补精血，无论是肾阴虚，还是肾阳虚伴随的肾精亏虚，熟地黄都能适用。

然而，熟地黄虽好，却不是人人都能享用的。熟地性滋腻，可以"碍胃"。通俗点讲就是熟地性质滋腻难化，吃到胃里不容易消化，可引起脾胃的消化功能下降，导致食欲不振，尤其脾胃虚弱的人则表现更加明显。这就是为什么炮制熟地的时候会加黄酒、砂仁或陈皮等行气、发散药。

四、小结

以上就是生地黄和熟地黄功效的简单介绍，包括生地黄和熟地黄有哪些功效，它们之间的差异有哪些。

最后，以一首咏颂诗来结束地黄的话题：

吸髓地亏十载元，九蒸九晒苦转甜。

生凉熟补滋阴津，天赐地皇寿延绵。

第四节　亦正亦邪话附子

乌头家族成员虽多，但真正名声大噪的只有川乌和附子，尤以附子应用最多、最广。

历史上，关于附子流传最广的一个故事当属宫廷杀人案：汉宣帝时期，大臣霍光夫人买通女医，在皇后许平君产后调理身体的药中加入了附子，从而导致皇后病逝，让她的女儿当了皇后。后来事情败露，恶人终得恶报。

千百年过去了，历史事件早已在人们的记忆中模糊，但对附子的印象却依然是谈之色变的"毒药"。很奇怪的是，如此不堪的一味中药却被众多医家所推崇，被明代大医学家张仲景誉为"药中四维"，被扶阳派医家祝味菊推为"百药之长"。

今天，我们就来了解一下这味奇怪的药材。

一、江油附子龙安种

事实上，附子这位药材有"扶阳第一要药"的美称，它性格乖张，不拘小节，高兴时救人于生死一线，不高兴时毁人于顷刻之间，就这样任性地左右着人之生死。

它这种乖张的个性与生活环境密切相关。《神农本草经疏》有"附子全禀地中火土燥烈之气，而兼得乎天之热气，故其气味皆大辛大热，微兼甘苦而有大毒"。一针见血地点明了它的性能特点与生长环境之间的关系。所以，我们要认识附子的秉性，不得不提它的道地性。

历史上，四川江油是附子的道地产区。其种植历史大约可追溯到唐代，到宋代时已有大面积种植。《本草图经》记载："绵州彰明县（四川江油）多种之，惟赤水一乡者最佳。"《彰明附子记》也明确指出江油河西地区的附子产量最大，质量最好。彰明县即今天的四川江油一带，因拥有黑油砂土，土质又肥沃，非常适合附子生长，故被认为是附子道地产区。

江油附子种植方式较为特殊，有"江油附子龙安种"的说法，意思是说江油本地附子无法留种，种苗均来源于龙安县，每年秋后农户把种苗从龙安移种到江油，再精心呵护种植。

世人皆知，江油附子的扶阳药效天下无双。江油地理位置八卦属坤，"坤，地也，坤母，地火也，其附子最得火伏土中之理气，故扶阳作用举世无双"。江油的附子必须长到夏至药性方全，因为夏至时阳气最旺，此时采挖的附子秉受天地生发之气，流通升散力量最强。过了夏至，附子变老，生发之力就会减弱。最有意思的是，江油的附子采收期只有夏至前后两三天，一旦没有及时采挖，就会烂在地里。而挖出的附子出土后的两三天内，必须在烈日下连续曝晒至干，否则也会烂掉，属于有名的"过夜烂"。为了对抗这种"过夜烂"现象，古代的江油人学会了为附子灌胆巴防腐烂的加工方式。所以，给附子灌胆巴是为了防治其腐烂而不是为了调节药性。

奇怪的是，只有江油的附子才有过夜烂现象，其他产区的附子则没有这种现象，但药效也远不如江油附子。这就是附子道地性的充分体现。

二、同根生五兄弟

附子乖张的个性不仅仅由其道地性决定，炮制方法也非常重要。

附子的炮制规格仅从名字上就可见一斑。附子拥有生、盐、黑、白、炮附子五个名字。虽然是同根生，"五兄弟"的"性格"却各不相同。

生附子毒性最大，药效也最强，目前，除了癌症，基本很少用这味药材。生附子药材呈不规则的圆锥形，长 4~7 cm，直径 3~5 cm，表面灰棕色，顶端宽大，中央有凹陷的茎痕，周围有瘤状突起的侧根及支根。质重而坚硬。

盐附子是把泥附子反复经胆巴浸泡、晒干，直至出现盐霜、体质变硬的加工品。它主要用于手足冰冷的阳虚患者，是医院里最常用的品种之一。

黑顺片的传统加工方法是将切片浸泡和漂洗后，拌上红糖菜油文火烤制而成，因为染了色，颜色偏黑，又因为饮片是顺着切的，所以称为黑顺片。但是这种传统加工方法基本上已不多见了。现在多将泥附子洗净后，浸入食用胆巴的水溶液中数日，连同浸液煮至透心，捞出，水漂，纵切成 5 mm 的厚片，再用水浸漂后，用黄油和菜油调制的调色液染成茶色，再蒸至油面光泽，烘至半干，再晒干。它的功效与盐附子几乎没什么差别。

白附片的传统加工方法是将浸泡和漂洗后的附子再反复蒸晒后去皮切片，外观晶莹剔透，断面如玻璃断面一般，用口尝之有淡淡麻味而绝无咸、苦、涩味。现在这种加工方法也不多见。现在的加工方法是将泥附子洗净后，浸入食用胆巴的水溶液中数日，连同浸液煮至透心，捞出，剥去外皮，纵切成 3 mm 厚的薄片，用水浸泡，取出蒸透，晒至半干，以硫黄熏后晒干。因为经过了反复浸泡和去皮，毒性降低。

炮附片的加工方法是先将炒锅用武火炒热，再加入净附片，拌炒至表面鼓起并微变色。而淡附片则先将盐附子用清水漂洗至盐分漂尽，与甘草、黑豆加水共煮至透心，切开口尝无麻舌感。炮附片以温肾暖脾为主，用于心腹冷痛、虚寒吐泻等症，如治疗虚寒泄泻的附子理中丸和治疗冷痢腹痛的温脾汤中应用的就是炮附子。

除此之外，市场上偶尔可见到一种黄色带五角星的附片，是白附片用栀子水染过，再打上红色的五角星而成，称为黄袢片或黄附片。

三、扶正祛邪话附子

（一）回阳一品话附子

附子始载于《神农本草经》，列为下品药，曰："附子，味辛，温。主风寒咳逆，邪气，温中，金创，破癥坚积聚，血瘕，寒湿痿躄，拘挛，膝痛，不能行步。"这里提出附子是一味辛温的药物，有大毒，可温中散寒，主要治疗外感风寒引起的咳嗽喘逆，金属器械造成的外伤，各种血瘀，寒湿导致的不能行走等。《神农本草经》阐明了附子的作用，因其祛邪之用和毒性，被列为下品。

经后世发展，其作用逐渐被挖掘出来，成为张景岳书中的"药之四维"，即四味支柱性药物。

在现代中药学中，附子的作用被总结为回阳救逆、补火助阳、散寒止痛，可上助心阳、中补脾阳、下壮肾阳，为补火助阳、回阳救逆的要药，治亡阳证及阳虚诸证。又辛热走散，为散阴寒、除风湿、止疼痛的猛药，治寒湿诸痛证。

首先，我们从附子的回阳救逆说起。

附子具有回阳救逆的功效，可以治疗亡阳证。什么叫亡阳证？就是阳气将要亡失，表现为失去意识、皮肤湿冷、肢体无力等症状，这是一种临床危重情况，类似于现代医学的休克。

发生亡阳证的原因，是长期的患病，阳气慢慢地耗伤，最后阳气衰败了，损耗殆尽。或是突然之间患急性病，比如说大吐大泻、大汗淋漓，我们中医讲阳随阴脱。哪里的阳气将要亡失呢？

中医认为心、肾之阳将要亡失，心主血脉，心阳亡失会导致脉微欲绝，肾主温煦，肾阳亡失会导致四肢厥逆，附子虽然入心、肾，但主要入肾经，改善四肢厥冷的症状。附子在治疗亡阳证的时候，还要伍干姜，一是干姜可以消除附子的毒性，二是干姜主入心经，可以回阳通脉，配合附子治疗亡阳证。

其次，附子有补阳的功效，可治疗阳虚证，主要补肾阳。

附子主入肾经，可以补命门之火。关于命门之火，中医学中有很多的学术观点，但我们可以归结为是肾阳，即为附子可以补肾阳。

肾阳虚会有很多表现：可以出现畏寒身冷、腰膝冷痛；生长发育迟缓，早衰；水肿，或者小便清长、夜尿频多，甚至老年人还会出现遗尿；呼吸急促，出气多，进气少。

除了肾阳虚，脾阳虚和心阳虚附子也可以治疗。脾阳虚主要有脘腹冷痛、便溏腹泻、食欲不振的表现。心阳虚有心悸、胸痹疼痛的表现，伴有畏寒等寒象。这些都可以作为附子的适应证，但是附子最适合治疗的是肾阳虚。

最后，我们来了解一下附子的散寒止痛作用，这与川乌非常相似。

古代有一人叫沈良臣，患痰嗽，昼夜不能寝，多医无效，众说纷纭，或火、或湿、或气、或风。汤药杂投，均无效果，几至送命。沈良臣的儿子求到张子和的门下，诊脉后，脉沉，而且濡湿痰生，认为寒邪导致，于是用理中汤加附子。服后当夜嗽喘两平，调理后愈。

为什么会有效呢？

因为这个人的脾肾阳虚，有寒有痰饮。中医讲脾为生痰之源，肺为贮痰之器，脾胃阳虚则生寒和痰饮，用理中汤温补脾胃、温化寒痰，用附子温中散寒，既可以补脾肾之阳，又可以温化寒痰，故可发挥显著效果。

除此之外，对寒邪导致的腹痛、风湿痹痛、头痛等，附子都可以使用。总之，附子具有显著的散寒止痛作用。

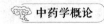

知道附子的主要作用，我们用一个小故事来阐明附子的地位。

曾经有一个孩子，在一场感冒发烧后，经过一周输液治疗，烧退下来了，可总是咳吐清水，而且经常喊肚子冷痛，一吃瓜果就拉稀水。医生说，脾开窍于口，口中咳唾清水，乃脾虚，脾肠相连，肠腹冷痛拉稀水，亦是脾阳不运化，这是用抗生素药太过，导致中焦虚寒，所以应该用理中丸温暖中焦。结果小孩子吃完后，咳唾清水好些了，肚中冷痛也有所好转，没那么容易拉肚子了，可是大便还是不成形，而且手脚容易冷。于是遍寻名医，得到启示，加附子一味，药到病祛。

这是为什么呢？从孩子表现来看，不但是脾胃虚寒，而且肾阳不足，不能温煦，出现了手脚易冷。刚才提到的附子具有补阳的作用，善补命门之火，命门之火烧起来，肾阳得到补充，则脾阳也得到温煦了，所以收到良好的疗效。打个比方来说，理中丸是柴，而附子就是把柴点燃的那一把火。

由上可知，我们知道了附子"扶阳第一要药"美誉的由来，即使鹿茸是峻补元阳之品，也无附子回阳之功。除此之外，附子还有补阳、散寒的显著功效，所以附子可以称之为一味扶正祛邪的要药。

大黄和附子有什么不同呢？张景岳曾经提出："人参、熟地者，治世之良相也；附子、大黄者，乱世之良将也。"认为附子与大黄均为良将，那么在学习了两味药物的作用之后，两者究竟有什么区别呢？

大黄性寒，为祛邪良将，善于泻下、清热、活血，可以祛除人体的各种邪气，附子却不同，其性温，善于回阳、补阳、散寒止痛，既善于祛邪，也可以扶正。可以总结为附子是亦正亦邪的药物，而大黄则是一味单纯的祛邪之品。

（二）减毒增效论附子

这味亦正亦邪的药物，又是有毒之品，怎样去使用呢？须去附子之毒，方可使用。如何有效去除其毒性呢？

一个是和干姜或甘草配伍，可以降低其毒性。在韩剧《大长今》中，长今的母亲被后宫贼人暗害，灌以附子汤，所幸，韩尚宫在附子汤中加入了绿豆，解除了部分毒性，才使她免于一死。

二是久煎，煎多长时间呢，煎两个小时甚至更长，直至口尝煎煮液无麻舌感。久煎减毒的原理是附子中毒性成分乌头碱，受热水解生成了乌头次碱，最后成为乌头原碱，毒性减小到原来的二千分之一。

虽然附子是"回阳救逆第一品药"，但是亡阳证属于临床急症和危症，所以不会用附子水煎液，而是用参附注射液代替，这个与人参的救命之用非常相似。

四、小结

附子是一味独特的药物，具有很强的扶正的作用，可以补阳、回阳，可用于补肾阳、补脾阳和补心阳，也可用于亡阳证；同时也有很强的祛邪作用，可以散寒止痛。所以附子不同于以往学习的大黄、人参或者熟地，它是一味扶正兼祛邪的药物，即为一味亦正亦邪的杀敌卫国之良将。

我们认识了附子，知道了附子是乌头类药物。

我们知道附子的母亲是谁吗？是另外一味乌头之药——川乌。

那么这对同源生出的母子，作用有何不同？让我们继续乌头家族的下一讲——走近川乌，一剑封喉话川乌。

最后，以一首咏颂诗来结束附子的话题：

乌头根畔随母生，乱世良将性温中。

扶阳祛邪散寒湿，亦正亦邪话附子。

第二章　良毒之争

第一节　乌头之药大家族

《神农本草经》中有一句非常精妙的话："药有阴阳配合，子母兄弟，根茎花实，草石骨肉。"意思是说药物间有阴阳属性的相互匹配，也存在着子母兄弟的联系。

下面就跟大家介绍一个有"子母兄弟"关系的乌头家族。

先从一个历史传说开始聊起。相信很多人都听过关公"刮骨疗毒"的故事，《三国演义》中关公攻打樊城时，右臂中了毒箭翻身落马。华佗检视后，发现系乌头箭毒所致，需行刮骨治疗。在未施麻醉情况下，华佗"割开皮肉，直至于骨，见骨已青，遂用刀刮骨，沙沙有声，帐上帐下见者，皆掩面失色。而关公饮酒食肉，谈笑弈棋，全无痛苦之色。"这个故事展现了关公大无畏的英雄气概和华佗救死扶伤的高明医术，并且一时传为佳话。

然而，关公久经沙场，右臂中箭本应是小伤，缘何跌落沙场呢？

这是因为关羽所中之毒乃是历史上有名的乌头之毒。乌头之毒到底是一种什么样的毒，以至于它久不在江湖，江湖上却仍有它的传说呢？

一、相亲相爱"一家人"

乌头之毒是乌头家族成员含有的一种毒性成分，"乌头家族"是一个大"家族"，家庭主要成员包括乌头、附子、侧子、天雄、乌喙和漏篮子。关于成员间的关系，古人早有认识。

南北朝名医陶弘景谓："乌头与附子同根，附子八月采，……乌头四月采，春时茎初生有脑头，如乌鸟之头，故谓之乌头。……有两歧共蒂，状如牛角者，名乌喙。……天雄似附子，细而长，乃至三、四寸。侧子即附子边角之大者。并是同根。"

五代后蜀药学家韩保升谓："正者为乌头，两歧者为乌喙，细长三、四寸者为天雄，根旁如芋散生者为附子，旁连生者为侧子，五物同出而异名。"

《本草图经》作者苏颂谓："五者今并出蜀土，都是一种所产，……本只种附子一物，至成熟后乃有四物。"

明代卢之颐在《本草乘雅半偈》中有："附子、天雄、侧子，即乌头种子，奇生无偶者曰天雄，偶生旁立者曰附子，旁生支出者曰侧子。"

张世臣著《中国附子》引宋人杨天惠《彰明附子记》描述中将附子家族成员扩大为七名："盖附子之品有七，实本同而末异，其初种之小者为乌头；附乌头而傍生者为附子；又左右附而偶生者为鬲子；又附而长者，为天雄；又附而尖者，为天锥；又附而上者，为侧子；又附而散生者，为漏篮子，皆脉络连贯，如子附母，而附子以贵，故独专附名。"

由此可见，古人认为乌头、附子、乌喙、侧子、天雄、漏篮子均来源于乌头的根，这种不同药物来源于同一种植物同一个药用部位的现象，在整个本草史上是绝无仅有的，只有乌头这一个家族有这种现象。

通过上述本草记载，这六个家庭主成员之间的关系也非常明确了：毛茛科植物乌头的母根为川乌，为了方便理解，我们也可以称她为家庭中的女主人。女主人生的孩子，即依附母根而生的子根，我们称为附子，附子旁侧又生的"小小附子"称为侧子；"小小附子"旁边再生的"小小小附子"，通常来说个头比较小，放到竹编的篮子里容易从缝隙里漏下去，所以被称为漏篮子。通俗一点讲，可以简单认为，川乌妈妈生育了附子、侧子、漏篮子三个儿子。

如果这个家庭中有两个女主人，也就是说乌头的母根两生膨大，并且形如鸟嘴，则称为乌喙。

如果家庭女主人没有生育孩子，即母根不生侧根，我们可以认为她的母性光环较弱而雄性能力较强，这种称它为天雄。

这六者的关系大家都搞清楚了没有？如果没有，我再举一个简单的例子，在这个大家庭中有乌头妈妈和她的三个儿子，以及未生育的乌喙姨妈和相当于"舅舅"角色的天雄。如此说来，十分符合母系氏族家庭特点。

当然，每一位成员都想做家庭的主人，可惜的是，只有川乌和附子才有这个机会。乌头地下部分的母根，在生成新的子根后，会枯萎干瘪，形成的新子根会于第二年成为新的母根。所以，在乌头家族中，家庭主人的身份是一代一代往下传的。

完成权力交接后，附子和川乌的关系依旧融洽，母子二人曾以母子配伍的典型代表出现在《金匮要略》的乌头赤石脂丸中。

在这个组方中，借母亲川乌的祛寒之功和儿子附子的温阳之性来治疗心痛彻背，背

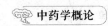

痛彻心的阴寒痼疾及寒气攻冲之证。正所谓，母子齐心，其利断金。

为什么要这样梳理关系呢？一是为了便于大家了解乌头家庭成员之间的关系，更主要的是为了帮助大家理解下面要讲到的功效差异。

二、八仙过海，各显神通

关于功效的差异，《本经疏证》有："乌头老阴之生育已竟（通"尽"字）者也，天雄孤阳之不能生育者也，附子即乌头天雄之种，含阴包阳者也。老阴生育已竟者，其中空，以气为用。孤阳不能生育者，其中实，以精为用。气主发散，精主敛藏。发散者能外达腠理，敛藏者能内入筋骨。"

通俗点讲就是说乌头因为生育了附子，体质粗老而轻，以气为用，主发散，具有祛风散寒的功效；天雄因为未能生育，元气未散，性质较彪悍；附子为新生之根，生生不息之性决定了其回阳救逆的作用非常强。

唐代苏恭基本上也持相同的观点，认为"气力乃有殊等，即宿根与嫩者尔"。意思是说老、嫩导致了其药效的不同。比如家庭成员中的漏篮子因为最小、最嫩，效力较差，多用于体虚或虚不受补的人。

关于侧子和乌喙，一般来说产量较小，用量不大，这里就不做讨论。

到了现在，乌头家族成员之间的身份已经非常模糊，商品和临床上已经不再具体细分了。一般来说，商品中只有附子和川乌两种规格。

三、乌头之毒双刃剑

理清了"乌头家族"纷繁错杂的"成员"关系，再来看看它们缘何有毒药之称。

现代研究发现，"乌头家族"成员均含有乌头碱成分，过量的乌头碱可使感觉和运动神经麻痹、迷走神经兴奋；可抑制窦房结，并能直接作用于心肌，产生高频异位节律，造成心律失常乃至心脏骤停。由此可推测，关公中箭落马并非缘于右臂之伤痛，而是毒物殃及心脏和神经系统所致。

乌头之药毒性虽然厉害，但并非不可避免，通过炮制、配伍等方法可以实现减毒存效目的。其中最简单的方法就是久煎，煎煮2个小时以上，毒性基本就消失了。这是因为乌头中的毒性成分乌头碱，性质不稳定，久煎后，易水解成毒性较小的乌头原碱，乌头原碱毒性为乌头碱的二千分之一。

2015年9月，"云南大理宾川县食用'断肠草'致6人死亡，21人中毒"的新闻中，"断肠草"就是草乌，乌头之药的一种，在民间流传有滋补作用。草乌的入药品种在民间比较混乱，不同品种的毒性也有差异，煎煮时间也不同。新闻中的当事人称："平时都是煎煮二十个小时以上，那天因为煎煮时间不够导致中毒"。所以说，煎煮时间很重要。

除了久煎外，用辅料煎煮药物也是常用的减毒手段，汉代名医张仲景就常以蜜煎乌头来缓和其毒性。最典型的方剂为《金匮名医验案精选》中的大乌头煎，方中"乌头大者五枚"。对于这种大剂量使用乌头的情况，张仲景采用了特殊的煎法来避免中毒，即"以水三升，煮取一升，去渣，再用蜜二升煎煮，煎令水气尽，取二升"。这一方法至今也被许多喜爱用附子、乌头的所谓"火神派"医家所采用。

除了蜂蜜之外，民间很多地方还保留着用白矾、豆腐、石灰与乌头共煮来减毒的习惯。

在遣方用药的时候，我们也可以通过配伍甘草、绿豆、生姜等解毒圣药来抑制乌头类药的毒性。

然而，中药的毒性就像一把双刃剑，有利亦有弊。中医认为中药的毒性即偏性，偏性越大，功效也就越强。所以，不少汤头或中成药中都有乌头类药物的身影，如我们熟知的大小活络丹、三七伤药片，祛风疏筋丸、虎骨木瓜丸、回阳救逆汤和附子理中丸等。

四、小结

以上就是乌头之药大家族的内容，这个大家族有哪些家庭成员，成员之间的关系是什么，它们的功效有什么差异，如何看待乌头之药的毒性，大家应该有所了解。

最后，以一首咏颂诗来结束乌头之药大家族的话题：

子母兄弟一根生，老嫩生发各不同。

若遇良医得良配，化毒为补合七情。

第二节　一剑封喉话乌头

我们接着聊一聊"附子之母"——川乌。

行内人都知道，云南白药是由云南民间医生曲焕章老先生于 1902 年研制而成，对于跌打损伤、创伤出血有很好的疗效。在硝烟弥漫的战争年代，它挽救了无数人的生

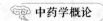

命。即使是在和平年代的今天，它仍在缓解着无数人的病痛。

一、冷兵器时代最强的武器

草乌在古代也称乌头。武侠小说中，见血封喉的毒药，首推鹤顶红，而在历史上，乌头便堪称一剑封喉的植物毒药。公元前 140 年，《淮南子·主术训》中就有："天下之物，莫凶于鸡毒。"这里"鸡毒"即乌头之毒。由此可见，在本草著作诞生以前，我们祖先就已经认识到了乌头的毒性。

到了冷兵器时代，乌头更因毒效作用强烈、反应迅速而名声大噪，被誉为冷兵器时代最强的毒药。《雪山飞狐》中苗人凤和胡一刀切磋武艺，未提防歹人田归农在兵器上涂了毒，致使胡一刀受伤后"脸色大变""双膝发软然后跪倒在地""只说三个字便死去"。这些症状与服用乌头所导致的面色苍白、流涎出汗、手足发麻症状吻合了起来。结合当时所处的历史年代，我们可以推测，胡一刀所中之毒即为乌头之毒。

事实上，乌头在冷兵器时代被广泛应用于战场及狩猎场。在古代，猎人将乌头浸膏，又称"射罔"，涂在箭头上，"射猎禽兽，十步即倒，中之亦死"；在战场上，士兵将乌头汁液涂在兵器上，能让敌军彻底丧失战斗能力。

由此可见乌头毒性之大。然而，"夺命的乌头"是如何经历岁月的洗礼，走上治病救人道路的呢？我们通过追溯乌头的前世今生来一探究竟。

二、乌头的前世与今生

（一）乌头的源流

乌头始载于《神农本草经》，列为下品。因形似乌鸦头，故而得名乌头。宋代以前，乌头都来源于野生资源。从宋代开始，人工栽培走上了历史舞台。

早在梁代时，陶弘景就开始强调乌头"川者佳"，那个时候人们已经意识到四川产的乌头品质较好。发展到宋代，由于长期采挖和需求量的增加，野生乌头资源已经无法满足人们的需求，因此，大面积人工栽培开始登上历史舞台。

在栽培过程中，由于给足了肥料及具备了适宜的条件，乌头药材开始变得肥大，药性逐渐有所缓和，毒性也开始减小，补的功效逐渐增强。而对于那些野生者来说，在恶劣的生长环境中生存，仍保留着较强的野性，也就保存了它彪悍和峻猛的药性，更是保留了那桀骜不驯的毒性。所以说，恰恰是人工栽培导致了川乌头和草乌头功效的差异，并最终分化成了两味药材。当然，这只是历史上川乌头和草乌头分化的一个原因。植物基源差异也是其分化的一个重要原因。

关于其来源，多版《中国药典》都规定川乌来源于毛茛科植物乌头栽培品的母根，栽培地区局限于四川，来源和产地都较为明确。而草乌的原植物和产地则一直以来都存在争议。历版《中国药典》规定，草乌头来源于毛茛科植物北乌头的根，北乌头主要分布在华北、东北地区。中药界另两部权威性著作《中药志》和《中华本草》则认为，草乌来源于长江流域及以北各地所产野生种乌头及北乌头等植物的根。而在商品实际调查中却发现，乌头属的多种植物均可作草乌头入药，据不完全统计，至少有二十一种乌头属的植物作草乌来入药。

由此可见，乌头在古代是一味药材名，由野生发展到了家种，进而分化成了川乌和草乌两味药材，发展到今天，乌头不再是一味药材名，反而成了一种植物名。

理清了它们的源流，再来看一看它们各自的性状。

（二）乌头之鉴

川乌和草乌由于基源相近，饮片特征也较为相似，在流通领域常被混淆。其实它们之间还是存在很明显差异的。

川乌呈不规则圆锥形，稍弯曲，顶部常有茎痕，中部多向一侧膨大；表面呈棕褐色或灰棕色，有小瘤状侧根及子根脱落后的痕迹，断面有灰棕色多角形的形成层环纹，中间多有孔洞。草乌因是野生，较川乌"苗条"，稍弯曲而瘦长，形状则更像乌鸦头；表面颜色要比川乌深，呈灰褐色或黑棕色，外皮皱缩，偶有突起的支根，称为钉角。

有人将两者的性状差异进行了总结：川乌髓部明显，木 V 形成多角形；草乌髓部中空，侧基钉角乌鸦头。

乌头虽然有毒，却是一味很好的"祛风药"，可以治疗风寒湿痹，关节疼痛等症，所以在南方一些潮湿的地方，深受被风寒折磨的老百姓喜爱。

生川乌和草乌毒性究竟有多强呢？这两种药材中含有的乌头碱，即一种双酯型生物碱，只需服 0.2 mg 就能中毒，3～5 mg 就能置人于死地，毒性比砒霜还要大几十倍。云南白药中饱受争议的草乌，6～9 g 就能引起中毒，服药后半小时至一小时就会出现症状，最快甚至十分钟就置人于死地。

毒性如此之大，生品一般多作外用，只有经过炮制，降低了毒性，才可供内服，用于风寒湿痹，肢体疼痛，跌仆疼痛等症。云南白药集团就声称其配方中的草乌经过了独

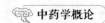

特的炮制和生产工艺，使其毒性成分的含量保持在安全可控范围内。

跟附子一样，川乌和草乌只要炮制得法和用量适宜，就能够发挥良好的治病作用。

叶定江版《中药炮制学》教材中讲到它们的炮制方法为："取川乌或草乌，大小个分开，用水浸泡至内无干心。然后取出，加水煮至取大个切开内无白心、口尝微有麻舌感为宜。然后，再取出，晾至六成干后切薄片干燥。"炮制好的川乌片呈不规则形或圆三角形，表面呈灰褐色或暗黄色。制草乌片则小而狭长，为不规则形或长三角形，表面黑褐色，周边皱缩或弯曲，有灰白色多角形的形成层环纹及点状微管束，断面较川乌片松泡，有空隙。两者口尝均有微微的麻舌感。

川乌和草乌的减毒机理跟附子相似，即都是通过加热，使有毒的双酯型生物碱水解为毒性较小的苯甲酰单脂型乌头碱，进一步水解为毒性极低的乌头原碱。

虽然炮制能减毒，但住在偏远地区的老百姓自己食用时，难免会有掌握不好火候的时候，所以，中毒现象也时有发生。中毒后该如何缓解呢？老祖宗留给我们的文献里早有记载，《本经逢源》记载："人中射罔毒，以甘草、蓝汁、小豆叶、浮萍、冷水、荠苨，皆可一味御之。"因此，在民间发生乌头中毒事件后，老百姓会服用绿豆、甘草、生姜等食材熬制的红糖水来解毒，或是直接饮用绿豆汤来缓解乌头毒性。经过多年的演变，这一传统在全国各地仍有保留，体现在民间炮制乌头的过程中添加甘草、生姜、白矾、金银花、黑豆等辅料来减毒。

三、个性鲜明两兄弟

虽然号称"一剑封喉"的毒药，但乌头却并不是冷血杀手。只要应用得当，它也有脉脉温情的一面，成为济世救人的良药。

（一）川草功效之辨

明代《本草纲目》中记载川乌"主大风顽痹"，认为川乌具有显著的祛风湿的功效，是一味治疗风湿痹症的要药，确切地说，特别适合治疗风湿痹证中的痛痹。

什么是风湿痹证？什么又是痛痹呢？

风湿痹证，在中医理论中，认为是风、寒、湿三种邪气侵犯人体，滞留在经络、肌肉、筋骨和关节这些部位，阻碍了气血的流通，关节、筋脉等部位出现了酸楚、重着、疼痛、麻木以及关节屈伸不利等一些症状，这就是风湿痹证。其中主要以寒邪为主导致的，以疼痛为主要表现的风湿痹证叫痛痹。

川乌性热，善于散寒，而且止痛的效果也非常明显，因此擅长治疗寒邪导致的痛痹。不止于此，川乌还可以治疗寒邪导致的其他病症，包括心腹冷痛，心痛彻背、背痛彻心、寒疝、绕脐腹痛以及手足厥冷等。

川乌是一味重要的、可以单独使用的止痛药，可治疗各种疼痛，如外伤骨折瘀肿的疼痛。在古代，川乌也可以作为一味麻醉止痛药。因此，关羽受乌头之毒，华佗为关羽刮骨疗伤，不但是关羽的勇气可嘉，也许乌头的麻醉止痛作用也是一种支撑。

川乌还有一味附药，叫草乌。

草乌和附子的作用基本一样，但草乌毒烈的性质比川乌还要强一些，也可作麻醉药，常用于顽固性疾病的治疗。正因为此，在云南白药里，它起着辅助麻醉止痛的功效，虽引起泼天争议，却是云南白药组方里必不可少的成员之一。

了解了川乌的主要作用，那么川乌、附子这对母子的作用有何区别呢？

明代有一位著名的医学家叫李中梓，字士材，他认为："大抵寒证用附子，风证用乌头。"即是说附子善于散寒，川乌善于祛风。《本草正义》中提出："故乌头主治温经散寒虽与附子大略近似，而温中之力较为不如。且专为祛除外风外寒之向导者。"说明川乌主要作用在于外散风寒，而温中的力量不如附子。

这些医家和著作的话，基本告诉我们川乌和附子的主要区别，我们再用现代中药学的理论阐述一下两者的区别。现代中药学认为，川乌和附子都有散寒止痛的作用，但川乌是祛风湿药，附子是温里药，这就说明了川乌擅长祛风湿，而附子擅长温里散寒，附子还有回阳救逆和补命门之火的作用，这个川乌真没有。

既然川乌是大毒之品，那么在临床上怎样使用呢？

（二）川乌使用禁忌

我们临床使用或日常使用川乌的时候需要注意五点。第一，需要注意用量，《中国药典》要求在 3 g 以内；第二，要求川乌炮制之后才能内服，生川乌不能内服；第三，川乌毒性大，孕妇忌用；第四，根据中药学十八反的用药禁忌，川乌不宜与贝母类、半夏、白及、白蔹、天花粉、瓜蒌类药物同用；第五，川乌入汤剂需要久煎，煎煮到品尝药液无麻舌感为佳。

此外，需要警惕的是，有些人喜欢用川乌泡酒，治疗痛痹，这是不合适的，因为容易导致中毒。

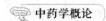

四、结　语

川乌这味峻猛的中药，不但有"一剑封喉"杀人之毒，也有治病救人的立杆之效，川乌显著的祛风湿、散寒、止痛功效，让其成为一味独具个性之药。

因此，用药如用兵，知其性，解其用，才能做到药到病除，而无伤身之害。不知其性、其用，而擅用之，则会有伤身害命之嫌。

最后，以一首咏颂诗来结束川乌与草乌的话题：

古来射罔助刀兵，见血封喉著凶名。

人工栽培训桀骜，草川双乌祛寒风。

第三节　良毒之争话首乌

很多人对何首乌的认识源于鲁迅先生《从百草园到三味书屋》中的记载："何首乌藤和木莲藤缠络着，……何首乌有拥肿的根。有人说，何首乌根是有像人形的，吃了便可以成仙，我于是常常拔它起来，牵连不断地拔起来，也曾因此弄坏了泥墙，却从来没有见过有一块根像人样。"

这里，鲁迅先生记录了何首乌具有人形，吃了可以成仙的美丽传说，为它蒙上了一层神秘的面纱。近年来，一款风靡大江南北的某品牌首乌洗发水广告则又一次把它推到了风口浪尖上。

作为一味极具争议性的"明星药"，何首乌是否具有乌须发的功效尚未有定论，服用何首乌引起肝毒性的报道却不断见诸报端。

何首乌到底是一种什么样的药材？我们通过回顾它的前世与今生来一探究竟。

一、何首乌的前世

首先从何首乌的名字开始聊起。传说何首乌是一味以人名命名的中药。唐代李翱所著《何首乌录》中讲述了一个姓何的人，体质虚弱难以生育，后经人介绍长期服用何首乌，结果一发不可收拾，生了很多孩子，他本人也活到150多岁，后来这味神药传给了他的孙子何首乌，同样生育了许多孩子，活到一百多岁，大家就用他孙子的名字来命名了这味药材。

到了五代十国时期，《日华子本草》原文收录了李翱写的故事，文末注明："其叙颇详，故载之。"

到了宋代，《证类本草》的编写团队看到《日华子本草》的记载，认为很有道理，就继续收录了它记述的内容。《证类本草》是一本官修本草，至此，食用何首乌能生子的功效由民间开始传入了官方记载。

而真正使何首乌发扬光大、走上神坛的朝代是明代。明朝嘉靖皇帝登基后，苦于久无子嗣，令太医百般医治，后有个叫邵应节的道士从前人记载中发现了食用何首乌能生子的功效，遂进献了秘方"七宝美髯丹"，其中君药即为何首乌。嘉靖吃后连得三子，龙心大悦，遂向天下公布了七宝美髯丹，至此，何首乌在嘉靖的点赞下名声大噪。

嘉靖年间又是一个崇道求仙的年代，何首乌在《开宝本草》中被记载"久服长筋骨，益精髓，延年不老"，延年益寿的功效又符合道教的宗旨，于是从民间到官方，从道士们到李时珍，展开了一场轰轰烈烈的神化何首乌运动。李时珍在《本草纲目》中称赞何首乌："白者入气分，赤者入血分。……能养血益肝，固精益肾，健筋骨，乌发，为滋补良药，不寒不燥，功在地黄、天门冬诸药之上。"为了证实何首乌的作用，他还记述了一个故事：宋怀州知州李治，与一武臣同官。怪其年七十余而轻健、面如渥丹，能饮食。叩其术，则服饵首乌丸也。自此，何首乌真正进入了名流社会。

《开宝本草》中记载的"黑髭鬓，悦颜色"又使何首乌与头发结下了不解之缘。

在轰轰烈烈地神化何首乌过程中，肯定也有人发现了它的反常作用，但不知出于何种原因，始终没有人站出来质疑。

实践出真知，明末倪朱谟在《本草汇言》中对"服用何首乌多子嗣"的观点首先提出了反对意见，他认为"前人称为补精益血，种嗣延年，又不可尽信其说"。

《神农本草经读》引用陈修园观点有："唯何首乌于久疟久痢多取用之……。若谓首乌滋阴补肾，能乌须发，益气血，悦颜色，长筋骨，益精髓，延年，皆耳食之误也。凡物之能滋润者，必其脂液之多也；物之能补养者，必气味之和也。试问：涩滞如首乌，何以能滋？苦劣如首乌，何以能补？今之医辈竞奉为补药上品者，盖惑于李时珍《纲目》'不寒不燥，功居地黄之上'之说也。余二十年来目击受害者比比。以医为苍生之司命，不敢避好辩之名也。"

似乎是为了支持这些质疑，一个不争的事实出现了，就是何首乌虽然被称为补益精血的神药，但在明清补益精血类方药中使用频率极低。

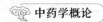

二、生熟异治话首乌

（一）润肠解毒生首乌

何首乌到底有哪些功效呢？首先来看生品，《中药学》教材上记载生首乌具有润肠通便、解毒截疟的功效。

何首乌生品主要用来润肠通便。与大黄一样，何首乌也含有蒽醌类泻下成分，但含量较低，所以不会引起明显的腹泻，习惯上认为它是一个润肠通便的药。同样，它也不能久煎，久煎则破坏蒽醌类成分，使润肠通便作用减弱。

生首乌还有解毒，治疗皮肤瘙痒的功效。生首乌对于血虚生风引起皮肤瘙痒，又兼有一定的热毒症状有较好的治疗作用。另外，不管是生首乌还是制首乌，古人在治疗疟疾的药方中会把何首乌作为一个辅助药来配伍使用，长期以来，首乌就有了截疟的功效，但是如今发现首乌对疟原虫并没有明显的抑制作用。所以，只能说明古人在截疟的方中云配伍使用首乌，何首乌对疟疾是不是真正有特殊治疗功效，还值得进一步研究。

（二）补益精血制首乌

何首乌生品和炮制品作用不一样，主治也不一样，属于典型的"生熟异治"。制首乌的加工也要经过九蒸九晒，即反复地蒸、反复地晒，使何首乌泻下成分减少，甚至完全消失，而滋养成分逐渐增多。

制首乌有哪些功效呢？首先是补血，制首乌属于一味补血药，可用来治疗一般的血虚证。对于肝血虚或心血虚，都有较好作用。值得注意的一点是，制首乌的补血作用优于白芍，但逊于当归和熟地，属于一味中等强度的补血药。

其次是补精血，主要用于肾精不足证，也就是我们说的早衰，须发早白，头昏眼花，耳鸣，腰膝无力等症状。何首乌在这方面应用最多，也最广，也是自古以来何首乌被神化的基础。前人认为何首乌甘，涩，微温，具有不热、不燥、不寒、不腻的特质，没有熟地的滋腻性，也没有鹿茸的温燥性，适合长期服用。早衰是一种慢性病，需要长期服药，何首乌偏性不大，长期服用不会引起不良反应，这一特点恰恰满足了早衰患者长期服药的要求。古方里记载何首乌用于精血亏虚，或者肾精亏损，其实就是早衰证。延缓了衰老，人的头发就会长期保持乌黑色，不容易出现须发早白现象，但并不是说服用首乌后会使白头发变黑。很多人认为服用何首乌能使白发转青，外用洗头时加点何首乌也会使头发变成黑色，后来就演变成了广告宣传的噱头。

至此，何首乌乌须发的疑团也就解开了。可是，现在又出现了新的问题，好端端的一味中药，近年来为什么又冒出那么多肝毒性案例呢？甚至还连累到了其饮片和中成药。2013 年 11 月原国家食品药品监督管理总局专门发文给各省药监局，在限定时间内责令各相关药企完成对养血生发胶囊、首乌丸、首乌片、首乌延寿片、首乌延寿颗粒、白蚀丸的药品说明书修订工作，修订内容必须加上不良反应、禁忌证等内容。一时间风云大变，行业内外谈"乌"色变。吃了之后不能成仙也就罢了，怎么还变成一味毒药了呢？

三、刮骨疗毒话首乌

何首乌有毒的记载始见《本草汇言》："有微毒，入通于肝，外合于风，升也，阳也。"以后的历代本草中均未见其毒性的记载。20 世纪 80 年代中后期，中药学专刊上开始出现何首乌中毒的报道。第一篇关于何首乌中毒的报道中记述的是生首乌，也就是说没有经过炮制加工的何首乌。之后也有文献报道服用制首乌或其制剂引起不良反应。仅 1989 年至 2008 年 12 月，何首乌及其制剂引起肝脏损伤的报道就有 74 例。

这里就有一个问题，用了上千年的药材怎么到现在才开始出现毒性呢？究其原因，问题多多。

首先是何首乌的基源问题。何首乌只有一个正品来源，即为蓼科植物何首乌 *Polygonum multiflorum* Thunb. 的干燥块根，但是与其相近的植物和易混中药较多，其中黄药子就是一种毒性较大的易混淆中药，其他如翼蓼、酱头、鬼灯檠等都与何首乌相似，一旦出现有意或无意的混入情况就会带来不应有的现象。

其次，炮制规范问题。古书记载何首乌需"九蒸九晒"，即将挖出的首乌切片，泡在淘米水中浸泡一夜或数日，晒干，蒸一次，再晒干，然后用黑豆汁反复蒸制多次，整个过程共耗时两百多小时。这种耗时劳神的工作，大大增加了何首乌的炮制成本。除了用黑豆炮制外，还有用黄酒炮制的方法，炮制成本也很高，现在市面上已经很少见到这种炮制品。到了今天，制首乌加工需要将生首乌用黑豆汁蒸制三十六小时才行。即便如此，又有多少饮片厂能够严格按照规范执行呢？所以，炮制不当也是影响何首乌临床使用安全的一个重要因素。

其三，赤、白首乌的配伍问题。这里跟大家讲一下赤白问题，赤首乌就是来源于蓼科的何首乌，白首乌则主要指萝摩科牛皮消属的植物。赤、白首乌名字虽然差异不大，但植物基源差异非常大。关于首乌的赤、白问题，《开宝本草》有"赤者雄，白者雌"，《本草纲目》有"白者入气分，赤者入血分"。从最初的配方看，七宝美髯丹、首乌延寿丹等著名古方中何首乌的用法都是赤、白各半。在山东省赤、白的用法一直沿用到

70 年代，著名老中医刘惠民先生开方中就常将赤首乌与白首乌合用，效果颇佳。刘惠民老先生医术精湛，曾为主席毛泽东治病，共开三付药就治好了主席的病。自从刘老先生故去之后，临床上再难见赤、白首乌合用的中医大夫，《中国药典》（1985 年版）也将中药白首乌从药典中删除。但巧合的是，也正是从此开始逐渐出现了何首乌单方或复方临床毒性问题。由此看来，古方认为何首乌需"九蒸九晒"和"赤、白各半"应该有一定的道理。

第四点是何首乌的剂量和用时问题。何首乌的日剂量在《中国药典》（2015 年版）中规定为 6 ~ 12 g，《中药大辞典》中为 9 ~ 15 g，《中华本草》中则为 10 ~ 20 g。但在中医临床大夫开方时可能不会完全遵守这些标准。再者就是服用时间问题，据统计数据显示，用药一个月内发生肝损伤的案例占总数的 84.9%，说明应该遵循病愈停药的原则，不能错误地认为必须长时间服用才好。

2016 年 1 月《安徽商报》《环球时报》等多家报刊都刊登了"硕士为治脱发服 6 斤何首乌致肝衰竭死亡"的新闻。内容是安徽小伙为了治疗脱发，四个多月内在两家医院共吃了 1890 g 生首乌、1060 g 制首乌，剂量总计达到 2950 g，结果他在体检时查出药物性肝功能异常，之后肝脏迅速衰竭，经抢救无效死亡。其实早在 2014 年，原国家食品药品监督管理总局就曾苦口婆心提醒过广大消费者，口服何首乌有肝损伤风险，并发布规定，保健品中生何首乌每日用量不得超过 1.5 g，制何首乌每日不得超过 3.0 g。很显然，本事件当事者的服用剂量大大超出了这一安全剂量。

为了进一步规范其使用，原卫生部将生首乌和制首乌都归入"可用于保健食品的物品名单"中，而未进入"既是食品又是药品的物品"名单。换言之，何首乌只能用于药品和保健品，而不能添加到普通食品或直接当作普通食品食用。因此，我们平时在家中使用何首乌煲汤、泡茶、煮粥等，其实都存在一定风险。

除此之外，临床辨证等问题，都可能会造成何首乌的肝毒性发生。毋庸置疑，何首乌是一味好药，毕竟这是我国劳动人民长期的经验积累和总结，但是我们要认识到它的偏性。同一味药，在好的中医先生手中能救死扶伤，一旦误入庸医手里，则变成了毒药，这是个医术水平问题，不是何首乌本身的问题。

至此，关于何首乌的良毒之争，相信大家都有了一个公正的评判。何首乌的外观形状有什么特点呢？何首乌的药用部位是块根，块根呈团块状或不规则纺锤形。表面红棕色或红褐色，皱缩不平，有浅沟、横长皮孔样突起及细根痕。体重，质坚实，不易折断。断面浅黄棕色或浅红棕色，粉性，皮部有 4 ~ 11 个类圆形的异型维管束，环形排列，形成"云锦花纹"，中央木部较大，有的呈木心。

四、小结

最后做一下总结，作为一味具有补血功能的"明星药"，何首乌本身是没有问题的，只要来源准确，炮制得当，配伍合理，并能辨证应用，就不会出现戕害人体的问题。

最后，以一首咏颂诗来结束何首乌的话题：

首乌自古结仙缘，人道鹤发转朱颜。

良毒双刃辨证论，生熟异治保周全。

第四节　发汗峻剂话麻黄

很多人肯定听过那句经典的广告语"白天吃白片不瞌睡，晚上吃黑片睡得香"，这则广告的主体就是家喻户晓的感冒药——氨麻苯美片。

氨麻苯美片与我们熟知的日常感冒、止咳平喘类药一样，因药效明确、携带方便等优点曾风靡一时，深受消费者欢迎。

然而，2012 年 8 月底到 9 月初，原国家食品药品监督管理总局、公安部、原卫生部下发通知，对含麻黄碱类复方制剂除处方药按处方剂量销售外，决定将单位剂量（一粒、一片或一支）非处方麻黄碱类复方制剂中麻黄碱含量大于 30 mg 者列入处方药管理，一次销售不得超过两个最小包装（此前为五个最小包装）。

国家针对麻黄碱类复方制剂出台的严厉限购措施，不仅首次规定此类药必须凭身份证购买，而且对每人每次购买量也做了严格限制。也就是说，单位剂量中麻黄碱含量没超过 30 mg 的氨麻苯美片、酚麻美敏片等药物，每人限购两盒。

这类药物为什么却被限制购买了呢？

这要从该类感冒药中含有的一种叫麻黄碱的成分开始说起。

一、善恶一念间

麻黄碱类成分不仅是现代感冒药的主成分，也是古代感冒药的主要成分。在古代，没有氨麻苯美片，却有一味更好的感冒药，那就是麻黄。

早在秦汉时期就有关于麻黄的记载，那时的人们已经认识到麻黄茎煮汤，具有发汗散寒、宣肺平喘、利水消肿功效。也正因为此，麻黄被南北朝名医陶弘景誉为"伤寒解肌第一药"。所以说，在古代最好的感冒药就是麻黄。

麻黄主要含有麻黄碱和伪麻黄碱，还含有少量甲基麻黄碱、甲基伪麻黄碱及去甲基麻黄碱等生物碱，是提取麻黄碱的主要原料。麻黄碱，又名麻黄素，具有兴奋中枢神经作用。严格来说，麻黄属于一种兴奋药，服用之后，会产生一定的幻觉，有飘飘欲仙的感觉。

4000 年前，巴音郭楞地区的罗布人所追寻的"仙丹"，其主要药物就是麻黄草，可以产生幻觉的特性也受到了汉代方士的青睐。这在后来的考古工作中得到了印证：楼兰古墓葬中发现了麻黄枝。70 年代，我国考古学家在罗布泊地区挖掘了 47 座古墓，每一个墓的主人身边都陪葬了一包麻黄枝。

麻黄虽有使人兴奋的作用，却不能常吃，这是因为常吃易成瘾，所以运动员忌用。世界著名女体操运动员，罗马尼亚的拉杜坎，就曾因误服了医生给的一片含麻黄碱的感冒片，使到手的 2000 年奥运金牌被取消。为此她状告医生、教练、领队、奥运会官员和反兴奋剂中心，但都无济于事。

麻黄碱之所以被限制使用，最主要因为它是制造冰毒的原料。对于冰毒这个名字，看过电影《绝命毒师》的人肯定不会陌生，服食冰毒后，人会感觉如仙如醉，但紧跟着就是活动过度、情感冲动、妄想偏执、产生幻觉、甚至有自杀或杀人倾向。对于未产生耐受的人，使用冰毒 30 mg 便会引起中毒，严重的可产生惊厥、脑出血、昏迷甚至死亡。冰毒的化学名为甲基苯丙胺，分子结构只比麻黄碱少了一个氧原子，所以又被称为"去氧麻黄碱"。

因为是制毒原料，国家对麻黄的使用进行了严格的限制，规定无论是收购、运输还是生产麻黄提取物等都需要许可证，因此，不法分子很难得到麻黄草。再加上麻黄草本身麻黄碱含量不高，用麻黄草来提取麻黄碱的效率太低。毒品制造者开始把魔爪伸向了含有麻黄碱的感冒药。

目前，由于人工合成的麻黄碱纯度高，价格低廉，感冒药中的麻黄碱很大程度来源于人工合成。同样，为了降低成本和方便获得，从感冒药中提取麻黄碱几乎成了所有冰毒制造者的必选路线。

理论上来说，将感冒药中的麻黄碱提纯，并使之与盐酸、红磷、碘等发生反应，就能制造出冰毒。据悉，3.57 kg 药片中的麻黄碱可制成 1 kg 冰毒。从 2010 年开始，山东、江苏、湖北、广东等地先后曝出了制售冰毒案件，其中最主要的制毒原料即为氨麻美敏片。2014 年，广东公安武警在陆丰市"第一大毒村"博社村中也缴获了以感冒药为主的过百吨制毒原料。

因此，对含有麻黄碱类的复方制剂进行限购并非是"杞人忧天"，而是围追堵截制毒者的重要手段之一。

不仅是我国，部分西方国家对含有麻黄碱的药物也进行一定的销售限制。2005年，外交部就曾在其网站上的"中国公民赴新西兰须知"中对携带感冒药做出说明。起因便是新西兰警方怀疑有人以此提炼毒品。后来，新西兰海关又宣布截获了100 kg某国产的感冒药，这些药片可被加工成约28 kg冰毒。

当然，并不能因为麻黄碱类成分是制造冰毒的原料，就否定了它的功效。

自1924年陈克恢首次阐明了麻黄碱具有舒张支气管平滑肌作用以后，麻黄碱便开始广泛应用于支气管哮喘、百日咳及很多过敏性疾病的治疗中。

目前，以麻黄碱为原料制成的复方制剂有三百种以上，其中最常见的就是感冒药，该类复方制剂中的麻黄碱类成分，对心血管、中枢、支气管平滑肌均有舒张作用，在临床常用于治疗外感风寒、哮喘、咳嗽、鼻炎等疾病。

二、止汗敛汗无叶草

麻黄，来源于麻黄科植物草麻黄 *Ephedra sinica* Stapf、木贼麻黄 *Ephedra equisetina* Bge. 或中麻黄 *Ephedra intermedia* Schrenk et C. A. Mey. 的干燥草质茎。因味麻色黄，所以命名为麻黄。

（一）"麻烦"的草药

麻黄还有一个通俗的名字，叫麻烦草，这个名字来源于一个流传久远的故事。有位孤苦伶仃的挖药老人，收了个徒弟来继承自己的衣钵。谁知这个徒弟狂妄自大，刚学到一点皮毛知识就开始骄傲自满。于是，伤透心的师傅就叫他自立门户，分别时，好心的师傅叮嘱徒弟一种叫作"无叶草"的草药不能随便卖给别人，因为"无叶草的根和茎功用不同。发汗用茎，止汗用根，一旦弄错，会出人命！"还让徒弟背诵一遍才放他离去。

师徒分开后不久，学艺不精的小徒弟便将师傅的叮嘱忘得一干二净，一次用无叶草的茎给人止汗，致使出虚汗的患者病情加重，最终虚脱而死。最后，徒弟被判坐了三年大狱。出狱后，小徒弟再也不敢骄傲自大，主动找师傅承认了错误，继续跟随师傅学习本领。因为无叶草惹的祸而进过监狱，他便把这味药材称做了"麻烦草"。

由此可以看出，麻黄的根和茎是两味功效完全相反的药材。茎是一味发汗药，而根则是一味止汗药。麻黄根虽不如麻黄茎那么有名，在临床上却也应用比较广泛，无

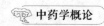

论是自汗还是盗汗，气虚还是阴虚，只要是出汗过多的症状都可以使用。除了入煎剂外，还可将其碾成粉末像撒痱子粉那样撒在体表使用。这种同一种植物不同药用部位功效完全相反的现象，在整个本草史上是绝无仅有的，只有麻黄这一植物才有这种现象。

（二）麻黄之鉴别

麻黄主要分布在我国辽宁、吉林、内蒙古等干旱、半干旱地区，具有喜光、耐干旱、耐盐碱、抗严寒的特性。为了减少水分蒸发，叶子退化成了2~3片膜质鳞片，呈鞘状包被在节上，感觉好像没有叶子一样，因此才有了"无叶草"之称。

这味看起来没有叶的植物有哪些鉴别特点呢？

草麻黄药材呈细长圆柱形，少分枝，直径1~2 mm。有的带少量棕色木质茎。表面淡绿色至黄绿色，有细纵脊线，触之微有粗糙感。节明显，节间长2~6 cm。节上有膜质鳞叶，长3~4 mm，裂片2（稀3），锐三角形，先端灰白色，反曲，基部联合成筒状，红棕色。体轻，质脆，易折断，断面略呈纤维性，周边绿黄色，髓部红棕色，近圆形。

中麻黄，多分枝，直径1.5~3 mm，有粗糙感。节上膜质鳞叶长2~3 mm，裂片3（稀2），先端锐尖。断面髓部呈三角状圆形。

木贼麻黄，较多分枝，直径1~1.5 mm，无粗糙感。节间长1.5~3 cm。膜质鳞叶长1~2 mm，裂片2（稀3），上部为短三角形，灰白色，先端多不反曲，基部棕红色至棕黑色。

了解了麻黄的性状特点，再来看一看它的商品规格。

生麻黄作用峻猛，临床常将其炮制成蜜麻黄或加工成麻黄绒使用。

蜜麻黄的加工方法为将稀释后的炼蜜淋入麻黄段中拌匀，闷润，置炒制容器内，用文火加热，炒至不粘手时，取出晾凉。蜜麻黄表面深黄色，略具黏性，有蜜香气。现代药理研究发现，麻黄发汗作用的主要成分是挥发油，蜜炒后，挥发油含量降低，发汗作用也就减弱了。

麻黄绒是把麻黄段捣绒，筛去粉末而成，捣绒后药材主要以纤维为主，药性变得相对缓和。一般认为适合于儿童或者老人等耐受能力较低的人使用。

三、麻黄之功

（一）发汗峻药之麻黄

麻黄，始载于《神农本草经》："主中风、伤寒头痛；温疟，发表出汗，去邪热气；

止咳逆上气，除寒热，破癥坚积聚。"

虽然历经千年，但是古人对麻黄的认识，却与现代中药学基本一致，认为麻黄味苦，性温，是一味发汗解表和止咳平喘的良药。在《中药学》教材中，麻黄是排在第一位的药物，为解表药的领军药物；在《方剂学》教材中，麻黄汤同样是排在第一位的方剂；但是到了中医内科学中，麻黄汤的身影却消失了。这是为什么呢？到了临床上，药店中生麻黄的身影逐渐消失，炙麻黄也是中医师们使用非常谨慎的药物，这又是为什么呢？

让我们带着疑问一起来了解一下这味发汗峻剂。

麻黄至今已有两千多年的应用历史，其最为突出的作用就是发汗。汉代名医张仲景就曾在《伤寒杂病论》中使用麻黄为君，组方麻黄汤，治疗外感伤寒、风寒表实证。认为麻黄乃发汗峻剂，和桂枝配伍，发汗力如得神助，共同治疗风寒郁闭的表实证，主要表现是恶寒重、无汗，发热，脉浮紧。

但是感冒一旦有汗，就要谨慎使用麻黄这味药了，尤其不能用生麻黄，因为麻黄发汗力太强，必使发汗太多，损伤正气，无力抗邪，反而延误病情。因此，麻黄这种峻猛的发汗之力，使得医家在使用的时候慎之又慎。后世又出现了羌活这一种药物，既无发汗之峻猛，又具散寒之良效，成为时方的经典药物，更加削弱了麻黄的主导地位。但是麻黄的辛温发散之性却是诸药无法取代的，但须辨证准确方可使用。一旦准确辨证，便收奇效。

麻黄还是一味宣肺平喘止咳的药物，除了《神农本草经》中提出"止咳逆上气"，历代医家也是极为推崇，如唐代著名医家孙思邈所撰《备急千金要方》中以麻黄为君药组成麻黄引气汤，用以治肺劳实、气喘鼻胀，就是利用麻黄的宣肺平喘之功。

麻黄宣肺平喘之力格外突出，又味微苦，有降逆之功，所以有止咳之效。我们刚才提到的外感风寒表实证，又兼有咳嗽气喘，用麻黄治疗最为合适。

此外，对于各种咳喘，麻黄也可以配伍使用，但是对于久咳久喘的虚证，麻黄是不能用的，尤其是伴有阴虚盗汗的咳喘。盗汗，即为晚上入睡之后有汗，睡醒了汗就止了，是阴虚的一种典型表现，阴虚还会有五心烦热，手足心、胸口烦热，下午三四点的时候自己感觉到热，发热像潮水一样，时发时止。因为麻黄极具发散之力，可耗伤正气，因此不能用于虚证的久咳久喘。

麻黄还具有利水消肿之效，可用于治疗风水水肿。风水水肿，即为水肿的同时兼有恶寒、发热等表证，水肿先从眼睑开始，继而四肢及全身皆肿。这种水肿与肺的关系极为密切。肺可以宣发肃降，并且通过宣发肃降，维持水液在身体内的正常运行。如果外邪侵袭，肺的宣发肃降功能就会失调，该升不升，该降不降，肺不能正常发挥通调水道的功能，水液代谢就会失常，突出的表现就是水肿和小便不利。因此，用麻黄可以宣肺，降气，恢复肺宣发肃降的生理功能，从而改善水液的代谢失常，治疗水肿。

此外，麻黄的辛温发散之性，使其具有散结之效，可用来治疗风寒痹证、阴疽和痰核等病症。

由此，我们就了解了麻黄之功，知道麻黄是一味发汗之峻剂，平喘止咳之良剂，利水之妙剂。

（二）麻黄之禁忌

但是，刚才已经提到，使用麻黄当需谨慎，那部曾经获得收视狂潮的电视剧《芈月传》中便有一个典型的案例。芈姝病倒发烧，但服用汤剂不见好转，女医挚经查证后确认是厨娘将过量的麻黄放入汤药中。女医挚说："麻黄虽能解除寒症，可若过量，必会引起失眠头疼心悸……若成倍地加入汤药和粥食里，长此以往，只怕再过些日子，公主不是发狂，就是油尽灯枯而死。"

麻黄过量真的会出现如剧中所述的"发狂""油尽灯枯"症状吗？

因为汗为津液，津血同源，麻黄发汗太过会伤阴津，所以如果芈姝长期使用麻黄，会损伤阴津，阴对于人，正如油对于灯，所以可导致"油尽灯枯而死"。麻黄伤阴之后，无法制约阳气，可能会导致发狂等阳亢之症。因此，芈姝长期使用麻黄，真的可能会导致"发狂"和"油尽灯枯"。

既然历代医家对麻黄这样推崇，因此其用法也成为一个讨论焦点。《金匮玉函经·方药炮制》中有："麻黄亦折之，皆先煮数沸，生则令人烦，汗出不可止，折节益佳。"提出麻黄煎煮需"先煮""去上沫""去节"。

为什么"先煮、去上沫"？是不是为了效果更佳？于是当代医药学家就此展开了研究。但是研究结果证实，麻黄上沫中的有效成分含量更高，那为什么"先煮、去上沫"？因为书中还有句话，认为麻黄上沫"生则令人烦"，于是医药学家就沿着这个思路开始了新一轮的研究。最后研究证实，麻黄上沫中并没有令人心烦的成分。那么与生活实际联系，麻黄煎煮的时候出现的白沫，可能会让人心中产生不适的感觉，因此"去上沫"。

此外，古代麻黄多用生品，刚才提到它极具辛温发散之性，因此"先煮，去上沫"，可以减少麻黄辛温燥烈之性，让煎汤药性更加缓和，从而减少其对人体正气的耗散。现代炙麻黄药性已经比较缓和，因此煎煮不需"去上沫"。

至于炮制麻黄过程中是否"去节"的问题，节的功效弱于茎，推测应为古人精益求精，但节质轻，且去除耗费大量人力，现代认为并不是必须。所以现在的《中药炮制学》中，麻黄的炮制过程并不包括"去节"。

此外，麻黄还属于"陈久者良"的中药。传统上，麻黄属于"六陈药"之一，《药性赋》载："枳壳陈皮半夏齐，麻黄狼毒及吴萸，六般之药宜陈久，入药方知奏效奇。"麻黄、陈皮、半夏等药，应当在收采之后存放两到三年，方为良药。这是因为麻黄久放以后药性变得缓和，发散之性减缓，导致发汗而不易伤正，不会出现过汗之象。

我们通过学习，一一解开了心中的疑问。麻黄是一味发汗峻剂，用之得当则药到病除，用之不当则药下病剧，所以让使用的人格外谨慎，麻黄具有宣肺平喘之功，也有利水之效，并可助药力，但不适用于久咳久喘的虚证。生麻黄发汗之力更佳，炙麻黄宣肺平喘止咳之功更著。

四、小结

麻黄，一味性格彰显的药物，作为解表药的领军药物，既可建奇功，也可有大害。还需回归我们中医的本质，辨证施治，对症治疗，方可穷其效，收奇功，降其害。

最后，以一首咏颂诗来结束麻黄的话题：

茎发根止控汗津，领军解表祛寒沉。

致幻中枢入歧途，限购免使误国人。

第三章　寄生食客

第一节　无脚会跑话天麻

在我国，天麻是一味名贵的中药材，因奇特的疗效和独特的生活方式不为人们所熟知，自古以来它就披着一层神秘的外衣。

在我国西南天麻主产区，千百年来流传着很多关于天麻的美丽传说，如"此物为天赐，为仙人行迹失掉缠足之麻……"而药谚"天麻，天麻，天生之麻，神仙播种，凡人采挖，无根无种，无叶无芽"更是给天麻这味药材涂上了一层传奇色彩。

一、揭秘天麻"无脚会跑"的谜团

提到天麻的采集，我不由想起这句话"采药探路贵涉远，无人迹处有奇观"。意思是说大凡好药，多生长在不容易采的地方，比如人参多生长在人迹罕至之处，再比如冬虫夏草多生长在海拔 3500～5000 m 的高山草甸。天麻也是无人迹处的一道奇观，它喜欢温暖湿润的环境，尤其是密林深处。

因为不好采集，古人偶尔得到一株就如获至宝，想把它种到自家园子里，以期收获更多。然后就把它埋到土里，给它搭棚遮阴、施肥浇水，等它慢慢长大。可是等来等去，一年过去了，却什么也没等到。于是挖开土一探究竟，却发现天麻不见了。古人无法理解这种现象，就有了"天麻无脚、种上会跑"的美丽传说。

（一）无根无叶草

那么天麻"跑"到哪里去了呢？要想揭开这个谜团，先来了解一下它的生活习性。

天麻属于兰科多年生植物，成熟的个体由块茎和花茎组成。它的地上部分没有绿色叶片，不含叶绿素，不能进行光合作用，无法从阳光中吸收养料；地下部分是块茎，也没有根，无法从土中吸收水分和无机盐。无叶无根的天麻既不能从阳光中获得营养，也不能从土壤中吸收养分，它靠什么生存呢？经过多年的研究，终于发现天麻是靠"吃"一种特殊的真菌维持生活，这种真菌叫蜜环菌。蜜环菌本是原始森林中的一种寄生菌，它靠吸食植物的块茎或根生存，但天麻恰恰是它的天敌。当蜜环菌在土壤中遇到天麻块茎时，不仅不能从天麻中吸收营养物质，反而要把从其他植物中吸收的养分传输给天麻。当天麻成熟以后，如果不采挖，自己就会腐烂掉，反过来又成了蜜环菌的营养成分。所以，天麻和蜜环菌是一种共生的状态。

了解了天麻的生活习性之后，我们再回头看一下古人种到地里的天麻"跑"到哪里去了？如果没有蜜环菌，天麻的块茎就会因为"挨饿"而"消失"掉，也就是人们所说的"跑"掉了。如果天麻遇到的不是蜜环菌，而是其他的一些杂菌，它会被这些杂菌"吃"光而"跑"掉。

在这里，留一个小思考题：既然天麻与蜜环菌是共生的，通过寻找蜜环菌，是不是就能找到天麻呢？

（二）天麻之鉴

解开了天麻会跑的谜团，再来看看天麻长什么样子吧。关于天麻的性状鉴别，老药工有一首简单的歌谣：鹦哥嘴，肚脐眼，外有环点干姜皮，松香断面要牢记。

天麻呈扁长椭圆形，身长一般在 6～15 cm，宽 2～6 cm，表面黄白色或黄棕色，有纵皱纹及潜伏芽排列而成的横环纹多轮，也就是老药工说的"环点干姜皮"。一端有红棕色干枯芽苞，习称"鹦哥嘴"，另一端有自母麻脱落后的圆脐形瘢痕，就是"肚脐眼"。天麻的质地较为坚硬，断面黄白色，半透明，角质样，就是老药工说的"松香断面"。

这种具有"松香断面"特点的天麻是冬至以前采挖的，就是我们常说的"冬麻"，冬麻以质地坚实沉重、有鹦哥嘴、断面明亮无空心者为佳。与"冬麻"相对应的是"春麻"，也就是立夏以前采挖的天麻，这种天麻质地松泡、断面颜色晦暗。之所以造成这样的差异，是因为春天天麻长出新生的小天麻后，母体天麻逐渐衰老，从而变得松泡而不堪用。

二、飞入寻常百姓家

了解了天麻古怪的生活习性，我们不禁有个疑惑，作为一味"神仙播种，凡人采挖，栽了就跑"的稀有名贵中药材，它是如何飞入寻常百姓家的呢？

说起这个，要感谢"天麻之圣"徐锦堂和"天麻之父"周铉两位德高望重老先生的潜心钻研。经过数十年的坚守，两位老先生终于弄清了天麻的生长规律，破解了"天生之麻"的谜团，成功发明了天麻的无性和有性繁殖技术，从而改写天麻只能野生不能家种的历史。

天麻的生活史经历三个阶段：种子萌发、营养生长、生殖生长，这一过程大约历时三年。其中约95%的时间用于种子萌发和营养生长，在这段时间内，地下块茎生长，储备养料。只有当天麻个体储存了足够的营养物质时，植株才会由营养生长转向生殖生长，也就是说植株才开始破土而出，长出花茎。

天麻生长过程中，种子萌发困难是一个难点。天麻的种子奇小，一粒花生米大小的果实里，生长着三到五万粒细小如粉尘的种子，种子由胚和种皮两部分组成，没有胚乳和其他储备为种子萌发提供养分，所以，它的种子萌发非常困难。萌发菌的发现解决了这一难题。萌发菌能为天麻种子的萌发提供养分，从而促进种子萌发，实现了天麻的有性繁殖。

在营养和繁殖生长阶段，天麻没有根，也没有叶，不能从阳光中吸收养分，也不能从土壤中吸收水分和无机盐，一生过着衣来伸手、饭来张口的寄生生活。谁给它提供了营养物质也曾是一个待解决的重大难题。经过多年的研究，终于发现，天麻之所以能寄生在蜜环菌上，最大的两个功臣是溶菌酶和天麻抗真菌蛋白。蜜环菌与天麻共生时，蜜环菌会侵入天麻表皮，到达表皮部位后就不会再继续侵入，这是因为天麻表皮与中柱之间存在的隔离区会产生一种天麻抗真菌蛋白，这种蛋白阻止菌丝的继续侵入，进而防止天麻块茎的腐烂。而天麻则通过分泌的溶菌酶来消化侵入它体内的蜜环菌菌丝，进而获得营养成分。

总之，蜜环菌是天麻的营养来源，蜜环菌离开天麻可以独立生长，而天麻离开蜜环菌则不能生长。天麻获得的营养成分越多，生长发育也就越快。

正是伴随真菌蜜环菌的发现及它与天麻共生秘密的揭示，实现了天麻的野生变家种。也使这味"神仙播种"的奇药走下了"神坛"，进入了寻常百姓家。

三、定风神草话天麻

（一）天麻养生之用

作为一味名贵的中药材，天麻自古以来就广受推崇，最早被记载于《神农本草经》，列在灵芝之后，比人参还靠前，属于上品中的上品，并言此药"久服益气力，长阴，肥健，轻身增年"。

唐代著名诗人白居易《斋居》中有"黄芪数匙粥，赤箭一瓯汤"的诗句，大书法家柳公权《求赤箭帖》中也是把天麻当食品，做扶老之用，这两个例子都说明当时已有食用天麻来滋补身体的风气了。

到了明代，李时珍《本草纲目》中又记载了几种天麻食用方法："彼人多生啖，或蒸煮食之""或取生者蜜煎作果食，甚珍之"。这些吃法后来都流传了下来，现在有将鲜天麻洗净切片蘸白糖或凉拌吃的，也有蒸煮、蜜煎、蜜渍服用的，尤其是"蜜煎"天麻，开启了天麻糖制的先河。

到了清代，天麻更是御膳的必需品，受到了颇高赞誉。《叙州志》载有："责天麻为叙府之要务，每年派员从乌蒙（今昭通）之小草坝购得，马帮入川，载以官船，直送京都，皇上分赠诸臣，文武要员以获此赏为荣。"清代名医张志聪更是称赞"天麻功同五芝，力倍五参，为仙家服食上品"。

由此可见，无论是作为药品还是食品，天麻延年益寿的功效都得到了极大肯定。

（二）"风药"天麻

然而，事实上，天麻并不是传统意义上的补药，《本草衍义》载有"天麻须别药相佐使，然后见其功"。就是说，天麻需配伍其他药材使用，才能发挥它的功效。

真正使天麻闻名遐迩的是它的定风作用。中医有："六淫之中，惟风难避，避风如避箭，然明箭易躲，暗箭难防，外风易阻，内风难当，唯定风草治之。"这里的定风草就是天麻。《本草纲目》有："天麻乃定风草，故为治风之神药。"天麻之所以被称为"定风草"是因为它"有风不动，无风自摇"的生态习性。天麻的地上部分是一根直立的紫色茎秆，与风的接触面积不大，植株又较坚硬，即使遇上风，摇摆也不明显，反而风和日丽时，在阳光的照射下，由硬变软，便轻轻摇曳起来。

天麻味甘，性平，入肝经，具有息风止痉作用，善于治疗肝风内动导致的惊厥和抽搐。

先来跟大家普及一下肝风内动的概念。

在中医理论中，风分为内风和外风两种。内风是身体内脏腑功能失调导致的风，多指的是肝风，主要表现为惊厥抽搐。通俗点讲，自然界起风了，我们看到树木枝条颤动，这种树木摇动就是风所致。取类比象，我们肢体颤动也归为风所致，惊厥和抽搐属于肢体颤动的范畴，更应该归风。导致机体肝风内动的原因很多，如肝阳化风、热极生风，脾虚生风等。天麻可以有效地治疗上述各种原因导致的风疾，一是因为天麻性平，适用于各种寒热风疾，二是因为天麻有非常显著的息风作用。

天麻不但可以平息内风，还可以祛除外风，可有效地治疗破伤风。现代医学认为破伤风是由破伤风杆菌引起的，中医则认为是外风引动内风导致的。但是，由于破伤风是一种临床急症和重症，死亡率很高，现代都采用急救技术来抢救。所以，天麻治疗破伤

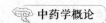

风的功效也就被弱化了。

此外，天麻还具有祛风通络、止痛的功效，配伍祛风湿药用来治疗风湿痹证。风湿痹证类似于现代医学的风湿性关节炎、类风湿性关节炎等疾病，主要表现为麻木、关节疼痛、屈伸不利等症状。

历史上，天麻的祛风通络作用还曾医治好了慈禧太后的面风。清光绪年间，慈禧太后患面风，面风是以眼、唇、面颊等面部肌肉抽搐或跳动不止为主要表现的疾病，中医认为是饱食后感受风邪所致，所以采用天麻配伍其他祛风活络药，研末酒调，热熨患部，面风终得治愈。

因此，天麻既可以息内风，也可以祛外风，只要和风有关的病症，均可以辨证使用，所以，天麻才有了"治风之神药"的称号。

天麻治风效果显著还体现在配伍组方中，如"天麻钩藤饮""半夏白术天麻汤"等名方，尤其是治疗小儿高热不退所致惊风抽搐的著名中成药"牛黄镇惊丸""至圣保元丹"，治疗肢体拘挛，手足麻木，腰腿酸痛的"天麻丸"，治疗原发性高血压的"安宫降压丸"，治疗血管神经性头痛，动脉硬化的"镇脑宁胶囊"等等。

天麻还是一味平肝药，善于治疗肝阳上亢引起的各种头痛、头晕症状，也可以配伍其他药物治疗非肝阳上亢引起的各种头痛、头晕症，所以是治疗头痛、头晕的良药。关于这一功效，历史上多有记载。如《三国志》中记载，曹操由于整日操劳战事，患上了严重的头痛病。遍寻名医，最后请来了神医华佗。华佗通过望、闻、问、切，认为"大王头脑疼痛，是因患风而起"，遂配制了天麻丸。曹操服用后，头痛病明显减轻。此后便坚持服用，有时还加入到饮食中使用。再如，光绪帝因为外忧内患而大伤脑筋，经常感到头痛眩晕却苦无对策。后来偶得妙方，即用天麻配伍相关药物煎水洗头，结果效果明显，头痛好转。

其实，天麻治疗头晕、头痛的根源也可以归结于治"风"的作用。我们知道风的表现各有不同，其中最突出的一种是"头目眩晕，起坐不能"，就是我们现在所说的高血压。广受好评的半夏白术天麻汤就是一款治疗眩晕的中药古方，主要用于治疗痰饮引起的头痛眩晕。在这个方子中，半夏负责祛痰降逆，天麻负责平肝息风，共同担负起君药职责。

虽然天麻本身补益作用不强，但历史上的传说还是神化了它的功效。因而天麻也成为了一些帝王的养生推崇之品。如唐明皇每日服用天麻粉养生；乾隆当了60年的皇帝，活到89岁，据说也是因为长期服用天麻酒来养生。

近年来，在天麻的医疗保健作用方面，也不断有新发现。

研究表明天麻具有抗氧化作用，而氧化是人类衰老的主要原因之一，所以，天麻也有抗衰老的作用。天麻还可用作高空飞行人员的脑部保健品，服用之后可减轻飞行员头晕症状，同时也能增强飞行员视神经的分辨能力。

天麻的主要成分为天麻苷，天麻苷遇热极易挥发，因此，天麻不宜久煎，最好是研末服用，或是用煎好的汤药来冲服。

四、结语

由此可见，天麻是一味治风药，是一味平肝药，是一味补益药，是一味"无脚会跑"的神奇仙草。

最后，以一首咏颂诗来结束天麻的话题：

位居芝后仙参前，不拘天地食蜜环。

抗氧延衰更平肝，无根无叶定风丸。

第二节 "沙漠人参"两剑客

提到沙漠，给人的第一印象通常是荒凉、干旱、高温、风沙多、没有生命迹象。在如此恶劣的环境下，如果有生物能够存活下来，那它一定是拥有顽强的生命力和坚韧不拔的性格。在我国内蒙古的乌兰布统沙漠，宁县的腾格里沙漠和新疆的准格尔沙漠等被称为"死亡之海"的干旱少雨沙漠腹地，就傲然挺立着两种这样的植物——肉苁蓉和锁阳。沙暴的肆虐，干旱、盐碱的侵蚀，严寒和酷暑的打击，不但没有击垮这两种植物，反而铸就了它们铮铮铁骨和不屈的品质。不仅如此，顽强的生命力还赋予了两种植物神奇的功效，使之成为誉满天下的神药。

今天就来探讨一下这两味药材的独特之美。

一、沙漠人参肉苁蓉

（一）神奇的"地精"

先从一则新闻开始。1993 年，国际医学会日内瓦年会上暴出一则新闻：中国阿拉善盟查干希热乡跻身世界长寿之乡，这个仅有一百三十九人的小村里，居然有四名百岁老人，而且人均寿命达到了 87.5 岁。这则消息一公布，顿时震惊了世人，查干希热的生存条件十分恶劣，几乎是生命的禁区，怎么却成了长寿之乡呢？后来经调查发现，当

51

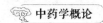

地居民世世代代保留着食用肉苁蓉炖羊肉和饮用肉苁蓉酒的习俗，这就是长寿村的秘密所在。

肉苁蓉是一味什么样的中药，为什么会有如此神奇的功效呢？这要从它的来源开始说起。

肉苁蓉是一种生长在沙漠深处的多年生寄生植物，素有"沙漠人参"的美誉，同时也是历史上西域各国上供朝廷的贡品。传说中，肉苁蓉是天神派神马赐给成吉思汗的神物。历史上著名的"十三翼之战"中，札木合大败成吉思汗于长满梭梭林的沙山，眼看胜利在望，札木合当众残忍地杀害并煮食了战俘，惹怒了天神，天神派出神马。神马将精血射向梭梭树根，然后从树的根部刨出像神马生殖器一样的植物根块，铁木真部将其食用后精神大振，犹如神助般打败了札木合部落。由此可见，传说认为肉苁蓉是神马精血所化。关于这点，《本草从新》中也有记载："肉苁蓉肉，乃马精所化之物，马性最淫，故能兴阳。马精原系肾中所出，故又益阴。"

还有传说认为世界上先有了肉苁蓉，后有沙漠，是肉苁蓉吸尽了大地精华及万物灵气，才导致大地变成了沙漠。所以，服用了肉苁蓉之后就能拥有大地万物的灵气和力量，而肉苁蓉也获得了"地精"的美称。

当然，这些都是传说，没有科学依据，但却生动地展现了肉苁蓉补益的神奇功效。

（二）独具个性的肉苁蓉

事实上，肉苁蓉是一种高大的草本植物，株高可达 1.6 m，大部分埋在地下，仅有花序露出地面。它的黄色肉质茎肥厚，通常不分枝，叶子退化成肉质小鳞片，无柄，密集螺旋状排列在茎上。花冠筒状钟形，淡黄白色或淡紫色。蒴果卵球形。花期 5~6 月，果期 6~8 月。

这种神奇的植物有着独特的生物个性，喜热、旱干，不耐肥料，如果给它施化肥就会腐烂，过于肥沃的土地不适合它生长，并且极易氧化，碰到铁质品就会迅速变质、变黑，无法机械化种植。这些特点决定了它只能生活在大漠中。

目前肉苁蓉主要分布在我国内蒙古、宁夏、甘肃和新疆等地，即使在 -20℃ ~ -50℃ 的干旱少雨沙漠腹地也能生长，数十年不长出地面也能够存活，拥有"超旱生植物"之王的美称。

残酷的生长环境造就了肉苁蓉奇特的寄生生活方式。它不含叶绿素，也不能进行光合作用，只能靠寄生在其他植物如梭梭树、红柳、柽柳等的根上生存。当肉苁蓉的种子在地下遇到梭梭树等可以寄生的植物根系时，在寄生诱导物的刺激下开始萌发，形成接种盘，长出多个肉质茎，快出土时会将地面稍稍顶起，叫顶包，这时采挖的肉苁蓉质量最好。

肉苁蓉一生中绝大部分时间都生活在地下。一般来说，前两年生活在地下，到了第三年，如果埋藏较浅，植株会在五月前后将肉穗花序伸出地面，一旦出土在光的刺激下迅速开花，花香浓郁引来昆虫授粉，然后结籽。从出土到种子成熟仅需三十多天的时间。种子成熟后，地上茎枯烂、植株死亡，完成一个发育期。种子散落，埋入流沙，在自然环境里经过两个冬季完成后成熟过程。然后，寻找新的寄主再次进入新的生长周期。如果找不到寄主，种子就一直处于休眠状态，休眠期可达几十年之久。而原植物体上的接种盘只要不被破坏就能继续存活，长出新的肉苁蓉植株。

二、我很丑，但我很温柔

（一）合欢从容之苁蓉

奇特的生活方式成就了肉苁蓉传奇，卓尔不凡的功效则使肉苁蓉誉满天下。

在我国，肉苁蓉是一味名贵的滋补类中药，始载于《神农本草经》，列为上品，有"养五脏，强阴，益精气，多子；妇人癥瘕，久服轻身"的功效，后世医书都有记载。肉苁蓉在滋补中药中的地位从两个数字可以窥见一斑：在历代增力类配方中使用频率居于首位，在滋补、抗衰老延年类配方中使用频率居于第二位，仅次于人参，与人参、鹿茸并列为中国三大补药。据说肉苁蓉的滋补作用要强于人参，但由于其外貌丑陋，形似神马生殖器，当时被李时珍鄙夷，从而屈居了第二位。

关于其名字的来源，肉是指这种植物的茎是肉质的，尝起来又有点肉的味道；苁蓉是说这味药材的作用比较平缓，没有温燥的性质，前人形容它从容不迫，后来给两个字各加上一个草字头，就成了"苁蓉"。所以，这个"苁蓉"是形容它药性不偏于燥热，具有缓补的特点。这一点与文献记载相一致，《本草汇言》有："此乃平补之剂，温而不热，补而不峻，暖而不燥，滑而不泄，故有从容之名。"《本草纲目》亦有："此物补而不峻，故有从容之号。"

顽强的生命力，赋予了肉苁蓉神奇的功效。它味甘而性温，味咸而质润，具有补阳不燥，温通肾阳，补肾虚；补阴不腻，润肠通便，治便秘的特点。

肉苁蓉闻名遐迩的功效当属补肾壮阳。早在《本草拾遗》中就有记载："肉苁蓉三钱，三煎一制，热饮服之，阳物终身不衰。"《日华子本草》也有记载："治男绝阳不兴，女绝阴不产。"

因为它药性平和，补肾不生热，不伤阴液，不像其他的补肾中药那样容易出现上火的现象，所以应用非常广泛，成为我国两千年来使用频率最高的补肾壮阳中药。现代研究表明，肉苁蓉含有大量氨基酸、维生素和矿物质类成分，确实对男性生殖系统有极大补益效果。

近年来，肉苁蓉多用来治疗肾精亏损证。这种肾精亏损，或者说这个肝肾亏损，实际上就是一种早衰，所以目前肉苁蓉更多是作为一味抗衰老的药在使用。

除了补阳外，肉苁蓉还有润肠通便的作用。因为作用缓和，它对于阳虚或者精血亏耗，兼有肠燥便秘症状的治疗效果非常好，而这些多是老年人易发病症，所以非常适合老年人使用。

（二）苁蓉之鉴

了解了肉苁蓉的生活方式和功效，继续来看肉苁蓉的基源和商品规格。

《中国药典》（2015 年版）规定肉苁蓉来源于列当科植物肉苁蓉 *Cistanche deserticola* Y. C. Ma 或管花肉苁蓉 *Cistanche tubulosa*（Schenk）Wight 的干燥带鳞叶的肉质茎。采收期通常在春秋两季，春天采挖者，通常半埋于沙土中晒干，商品称"甜大芸""淡大芸"或"淡苁蓉"。淡苁蓉以个大身肥、鳞细、颜色灰褐色至黑褐色、油性大、茎肉质而软者为佳。而秋天采挖的肉苁蓉水分含量比较多，不易晒干，常常是投入盐水中浸泡后再取出晒干，称为"盐大芸""咸大芸"或"咸苁蓉"。盐苁蓉以色黑质糯、鳞细条粗、体扁圆形者为佳。

中医有盐入肾经的理论，肉苁蓉又是一味补肾阳的药，盐苁蓉的加工方法是不是为了增强它入肾经的作用呢？当然不是，这个盐苁蓉其实就像前边讲过的盐附子一样，是为了防止药材腐烂而不得已采取的一种权宜之计。实际上，在临床上使用肉苁蓉的时候，通常要先用水把盐苁蓉中的盐给漂去，所以，使用的仍然是淡苁蓉。

关于其性状，肉苁蓉呈扁圆柱形，细长，稍弯曲，长 3～15 cm，直径通常在 2～8 cm；表面棕褐色或灰棕色，密被覆瓦状排列的肉质鳞叶，通常鳞叶先端已断；体重，质硬，稍有柔性，不易折断，断面棕色，有淡棕色点状维管束，排列成波状环纹；味甜而微苦。

与肉苁蓉相比，管花肉苁蓉有两大特点，一是形状呈扁圆锥形或纺锤形，二是质地较为坚硬，难折断，断面颗粒性，无波状环纹排列。

肉苁蓉名噪天下，也因此招来祸患。由于过度采挖，野生肉苁蓉资源已濒临灭绝，因此登上了国家二级保护植物名单。又因肉苁蓉的主要寄主梭梭树是骆驼的优良饲料和当地群众的燃料，所以过度放牧和大量砍伐梭梭树，也威胁到了肉苁蓉的生存。随着人工接种肉苁蓉技术的日臻成熟，实现了在梭梭树的根部嫁接肉苁蓉，并已形成了大面积的种植。相信不久的将来，肉苁蓉将走下名贵中药的神坛。

三、沙漠人参话锁阳

（一）神奇的不老草

锁阳，顾名思义，就是"锁住阳气，长盛不衰"之意，所以又有"不老草"之称。与肉苁蓉一样，它也是生长在沙漠深处的一种寄生植物，也是属于补阳药的范畴，食用之后也有延年益寿的功效。据说 20 世纪 60 年代饥荒岁月，安西人民就是靠挖食锁阳度过了饥饿的岁月，而且由于经常食用锁阳，当地人的平均寿命远远高于周围其他地区的人。

作为一味固本锁阳的中药，锁阳被历代医家所重视，并形成了很多美丽的传说。清·赵瑾叔在《本草诗》中对其进行了高度概括："锁阳根向肃州移，绝类男阳亦甚奇。龙马精遗何足信，妇人淫合更堪疑。劳伤好把真阴补，燥结能将大便滋。功比苁蓉加百倍，取来煮粥最相宜。"这首诗高度总结了锁阳的产地、功效，并对其来源传说提出了质疑。肃州即今天甘肃酒泉一带。早在 400 多年前，李时珍云游肃州后就在《本草纲目》中有了"锁阳出肃州"的记载。目前，锁阳主要分布于甘肃、青海、内蒙古三省，其中以甘肃酒泉瓜州产量最大、质量最好。

关于功效，明代作家陶宗仪《辍耕录》中记载锁阳"补阴气，益精血，润燥治痿"，又认为"功力百倍于苁蓉也"。这与赵瑾叔观点一致。

（二）生命奇迹

关于其来源，《辍耕录》卷十描述："锁阳生鞑靼田地，野马或与蛟龙遗精入地，久之发起如笋，上丰下俭，鳞甲栉比，筋脉连络，绝类男阳，即肉苁蓉之类。或谓里之淫妇，就而合之，一得阴气，勃然怒长。"但是赵瑾叔对这一传说提出了强烈质疑，认为不可信。

其实，锁阳也是一种生长在沙漠深处的多年生肉质草本寄生植物。它也具有独特的生物个性，在恶劣的戈壁环境中，几乎全年潜伏在地下生长，即使在 -20℃ 的气温下也能保持顽强的生命力，因此有冬天锁阳生长之处不积雪、不封冻之说，这也为锁阳增添了几分神秘色彩。

作为一种寄生植物，锁阳全株不含叶绿素，不能进行光合作用。植株全体呈红棕色，可高达 100 cm，大部分埋于沙中，地下茎粗短，具有多数瘤突吸收根；茎肥大肉质，呈黑紫色圆柱状，基部粗壮。叶退化成鳞片状，散生在花茎上，卵圆形或三角形，先端尖，茎顶是一个圆棒状的穗状花序，生有密集的小花及苞片。花期 5～7 月，

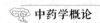

果期 6~7 月。

锁阳具有超强的繁殖能力，每株能结出两到三万个果实，果皮又非常结实，对严酷环境有惊人的适应能力。

与普通植物的"春种秋收，夏长冬藏"规律不同，锁阳存在秋种，冬长，春生，夏枯的反自然生长规律。

锁阳肉穗花序顶端布满鳞甲，将种子包裹得十分严实，使其无法脱落。这时锁阳根部会生出一种白色的锁阳虫，锁阳虫从底部开始沿植物内部逐渐向上，一点一点吃空锁阳，直至顶部。这时锁阳内部就形成空洞，种子沿洞掉入锁阳底部。锁阳的种子非常小，千粒重仅为 2 g 左右，如此细小的种子会随着植株内部水分倒流，进入寄主根部，然后继续流动到合适的寄生部位。这时候冬季来临，寄主停止生长，锁阳种子会吸收寄主的养分，迅速成长、壮大，尤其在 −20℃ 的气温里最宜生长，最终在寄生部分鼓出一个拳头大的包。经过一个冬天孕育，来年三月份开始发芽，五六月份肉穗花序露出地面，然后很快开花，同株的雄花和雌花相互授粉，六七月种子成熟，地下茎枯朽腐烂，植株死亡，完成一个生命周期。

（三）补阳良药话锁阳

同肉苁蓉一样，锁阳也是一味补阳中药。《本草纲目》认为"益精血，利大便。润燥养筋，治痿弱"；《本草从新》有"益精兴阳，润燥养筋，治痿弱，滑大肠"；《本草图解》有"补阴益精，润燥养筋，凡大便燥结、腰膝软弱者珍为要药"。可见，关于锁阳的功效，历代医家认识相同。锁阳，味甘，性温，具有补肾阳，益精血，润肠通便的功效，对于阳痿，尿血，血枯便秘，腰膝痿弱有非常好的疗效。

关于锁阳补阳的功效，《辍耕录》认为"功力百倍于苁蓉也"。这或许可以用锁阳反自然的生长规律来解释：锁阳生长在冰天雪地的严冬季节，生长之处地不封冻，雪落即为融。我们可以认为锁阳的火力够旺，把雪都融化了，因此，补阳功力百倍于苁蓉也就不足为奇了。

（四）锁阳之鉴

《中国药典》（2015 年版）规定锁阳来源于锁阳科植物锁阳 *Cynomorium songaricum* Rupr. 的干燥肉质茎。春秋两季采挖，以春季 3~5 月间锁阳刚刚出土或即将顶出沙土时采收者，为最好。采收后先除去花序，避免植株继续生长消耗养分，切段晒干，或半埋于沙中使之干燥，也有少数地区采用趁鲜切片晒干的加工方法。

虽然《中国药典》规定锁阳的采收期在春秋两季，但民间却流传着三九天挖锁阳的习俗。关于这一习俗，有两个故事来源：一是相传唐初名将薛仁贵征西，兵困瓜州锁阳城，当时正是三九寒天，由于缺水少粮，将士们体弱志衰，一个饿倒在地的士兵意外发现了一小块不封冻的土地，深挖下去得到数块肥厚的块茎，食用后精神百倍。于是将士们便纷纷挖来充饥，个个恢复了元气，骁勇异常，一举打败了敌人。这种植物块茎就是锁阳，从此在民间就有了三九天挖锁阳的习俗。

第二故事相传成吉思汗征战至敦煌附近，突发恶疾，生命垂危。冬至夜，有仙人托梦曰："唯九头神药可治。"将士们日夜苦寻，终在锁阳城采得九头锁阳一根，成吉思汗食后昏睡三日，醒来病痛全无，认为锁阳乃上天赐予的神物。从此，民间就有了三九天的锁阳能治百病的传说，由此也就兴起了三九天挖锁阳的习俗。

如此神奇的一味药材，呈扁圆柱形，微弯曲，长 5～15 cm，直径 1.5～5 cm。表面棕色或棕褐色，粗糙，具明显纵沟及不规则凹陷，有的残存三角形的黑棕色鳞片。体重，质硬，难折断，断面浅棕色或棕褐色，有黄色三角状维管束。气微，味甘而涩。

四、结语

最后，回顾一下锁阳与肉苁蓉的异同点。

相同之处：两者都是多年生肉质草本寄生植物；都生长在沙漠之中；功效相似，都有补肾壮阳，益精血，润肠通便的功效。

不同之处：寄主不同，肉苁蓉主要寄生在草本植物梭梭树的根上，管花肉苁蓉多寄生在柽柳属植物的根上，而锁阳则主要寄生在白刺的根上；功效差异，肉苁蓉的滋补作用较为温和平缓，可长期食用，润肠养血功效胜于锁阳；而锁阳补益功效则较为猛烈，适合短期食用，润肠作用不及苁蓉。

最后，以一首咏颂诗来结束肉苁蓉与锁阳的话题：

平沙茫茫望孤烟，寄于草木意自闲。

沙漠人参两剑客，苁蓉锁阳傲荒原。

第三节　菟丝子与槲寄生的智慧人生

在动物的世界里，我们见惯了一些不劳而获的主，它们寄生在其他生物体内或表面，靠吸食寄主营养而存活。在中药的王国里也存在这种不劳而获的成员，菟丝子和槲

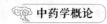

寄生就是其中典型的代表。

今天就来聊一聊它们的智慧人生。

一、智慧人生菟丝子

（一）菟丝子的"智慧"

菟丝子是菟丝子科一年生攀缘寄生草本，没有根与叶的构造，含有少量叶绿素，能够进行微弱的光合作用，但制造的养分甚至不能满足自己呼吸作用的需求，所以，必须依赖寄主的营养物质才能生存。杜甫《新婚别》首句"兔丝附蓬麻，引蔓故不长"，说的就是菟丝子的生长特性。

菟丝子的生长过程充满了智慧。

它是一种"嗅觉"非常灵敏的植物，能够感知到周围宿主的"气味"。一旦发现身边有潜在寄主发芽生长，它就伺机而动，等到目标寄主进入生长期，有了足够养活它的能力，它的种子就会萌发出幼苗，幼苗先端通过回旋扫动，找到寄主进行缠绕，然后长出吸器，刺入宿主组织吸收水分和无机盐。

通常来说，菟丝子需要花费五到六天的时间与宿主建立寄生关系；一旦寄生关系建立，菟丝子的根部就开始自行枯萎，植株与土壤分离，茎开始由绿色变成黄色或红棕色，上部茎继续分枝、伸长，形成吸根向四周蔓延，继续侵害寄主。从此以后，菟丝子就过上了"衣来伸手、饭来张口"的寄生生活，而寄主则开始了"惨不忍睹"的被压榨生活。

由此也可以看出，种子刚萌发时是有根的，待植株与寄主建立寄生关系后，根部枯萎，植株与土地完全脱离，最后依靠寄主提供养分生存。这种奇特的寄生方式与苏颂《本草图经》中记载内容一致："初生如细丝，遍地不能自起，得他草梗，则缠绕而上生，其根渐绝于地，而寄空中，信书传之说不谬矣。"正是由于它这种"其根自断"的特性，菟丝子在很多本草书里面被称为"无根藤""没娘藤"。

菟丝子的智慧不仅仅体现在"不劳而获"方面，它还是一种性格坚韧的植物。如果感知不到周围宿主的存在，种子就会"耐心潜伏"四到五年不发芽，直到发现宿主为止。之所以这么谨慎，是因为这种植物种子胚乳中含有营养成分太少，少到仅够维持发芽后五到六天的存活时间。在这段时间里，菟丝子要想存活，就必须找到强壮的宿主建立寄生关系才行，否则，没有找到合适的寄主就冒冒失失长出来，很快就死去。如果找到的寄主不够强壮，不能维持菟丝子的寄生生活，两者都会死去，最后的结果是菟丝子白忙活一场。

菟丝子是如何感知到宿主的位置呢？前边讲过菟丝子是一种非常"敏感"的植物，它能够"敏锐"地感知周围植物放射出来的光，并且能够根据这些放射光的信息，选择具有高糖产量的植物，也就是更强壮的植物来缠绕。

菟丝子虽然是一种寄生植物，却也不是饥不择食，它对寄主是有偏爱的。通常来说，豆科、黎科植物往往更受菟丝子的"青睐"。

在很长一段时间里，菟丝子柔弱的面貌欺骗了善良的人，因而人们忽视了它的危害，甚至把它当成爱情的象征。比如齐·谢朓在《咏菟丝》中说："轻丝既难理，细缕竟无识。"李白在《古意》中也写道："君为女萝草，妾作兔丝花，……百仗托远松，缠绵成一家"，这些都是借菟丝来咏颂爱情的经典诗句。

（二）菟丝子之"邪恶"

作为一种"不劳而获"的恶性寄生杂草，菟丝子的危害表现较为明显。

一是普遍性。菟丝子的寄主范围相当广，多数草本双子叶植物及某些单子叶植物都可能成为菟丝子的寄生对象，寄主数量达上百种。

二是持久性。菟丝子属于"子孙兴旺"的家族，一株菟丝子一季能结数千粒种子，而它的种子又会"察言观色"，只有碰到合适寄主时才会发芽生长，否则就继续"潜伏等待"。所以对于农作物来说，菟丝子种子就像是长久潜伏在暗处的敌人，随时可能发起攻击。

三是严重性。断茎也是菟丝子繁衍生息的一种方式，这种繁殖方式使得人们除掉它不能像对待普通植物那样一"拔"了之。只有杀死寄主，使菟丝子失去供养源头，才可以清理掉它们。

以上就是菟丝子智慧人生的简单讲解。当然，除了是一种恶性杂草外，菟丝子的种子还是一种非常有用的中药材，我们就接着聊一聊这味药材的功效。

二、补肾安胎话菟丝

菟丝子来源于旋花科植物菟丝子 *Cuscuta chinensis* Lam. 或南方菟丝子 *Cuscuta australis* R. Br. 的干燥成熟种子，在我国古代被认为是一种具有延年益寿及养生功效的药材。早在魏晋南北朝时期，葛洪就在他的巨著《抱朴子》中记载了用菟丝子炼丹的方法，同时也解释了菟丝子名称的由来：菟丝子初生的根形状像兔子，而之后生出的茎如丝，所以名为"菟丝"；将那形状如兔的根刨出来，割破就能取"血"，用这"血"浸制丹药，吃下以后，人就能立刻变化。遗憾的是，书中对所谓"变化"的结果没有详细说明。

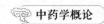

关于菟丝子的功效，《本草汇言》有："补肾养肝，温脾助胃之药也。但补而不峻，温而不燥，故入肾经，虚可以补，实可以利，寒可以温，热可以凉，湿可以燥，燥可以润，……如汉人集《神农本草》称为续绝伤，益气力，明目精，皆由补肾养肝，温理脾胃之徵验也。"

菟丝子性味甘平，入肝、肾经，补肾阳兼能固肾气，还有补肾精、养肝血、明目安胎的功效。主要适用于阳痿、遗精、尿频、不易孕育、腰膝冷痛、目昏不明及肾阳不足之泄泻水肿等症。安胎保产的泰山磐石饮、寿胎丸等方药中都含有菟丝子。

清代魏之琇在《续名医类案》中就记载了一个使用菟丝子生男生女的医案。一位名冯楚瞻的大夫碰到两位晨泄患者，发现他们的脉都是：两寸关俱沉弱无力，两尺沉微更甚，认为他们在子嗣方面肯定是多女孩少男孩。一问，果不其然，两位病人都说自己是"连生数女而无子"。冯楚瞻于是化裁八味地黄丸，去丹皮、泽泻，加补骨脂三两，菟丝子四两，五味子二两。最终，治好了两人的晨泄病症，并使两人都生了儿子。魏之琇在文末叹道："《精要》云：久服令人肥健多子。信然。"

菟丝子虽补，却也不能久服。宋代陆游在《老学庵笔记》中记载了他的族弟服用菟丝子数年，后发背疽的事情。从而感叹："予谓菟丝子补肾，年少人肾气太盛，邪火内动，类能发疽，不得委过于菟丝子也。"

以上就是菟丝子功效的简单讲解，下边接着聊一聊另外一味寄生植物，槲寄生。

三、槲寄生树下的亲吻

在西方，槲寄生被称为"生命中的金枝"。它最早的身影可以追溯至古希腊和古罗马神话。传说特洛伊英雄埃涅阿斯为了让死去的父亲复活，闯入地府寻父，不料却被一片迷雾笼罩的黑森林挡住去路。埃涅阿斯的母亲爱神维纳斯派出了两只鸽子，指引埃涅阿斯在森林中找到了一株槲寄生，并在槲寄生树枝发出的微弱光芒下，成功走出了黑森林。后来在冥河的岸边，这根树枝又让见钱眼开的船夫带领他们过了冥河，最终促成了埃涅阿斯父子的团圆。

而在另一个神话传说中，光明之神巴德尔梦见自己不久将死于非命，他的母亲爱神弗丽嘉为了保住儿子的性命而造访万物，要求它们立誓不得伤害巴德尔。当她看到神殿外的一株槲寄生时，认为它太弱小，没有能力伤害人，因而未要求它立誓。结果巴德尔被那株槲寄生贯穿了胸膛，最终没有逃过命运的诅咒。故事的结尾，弗丽嘉悲痛的眼泪化解了槲寄生的邪恶，也救活了儿子。于是她承诺，无论谁站在槲寄生下，都会赐给他一吻。

类似的神话还有几个不同版本，最后都演变成了西方圣诞节的一个温暖传统：如有女子偶尔经过或站立在槲寄生悬挂的地方，旁边的男子便可走上前去亲吻她，站在槲寄生下的人不能拒绝亲吻。西方人认为，这是两性结合、多子多孙的预兆。他们相信，红色的槲寄生果实是女性生命力的象征；白色的果实则代表了男性的生殖能力。《哈利波特》电影中，哈利波特与秋张的初吻，就是在槲寄生下发生的。

据此，再回来谈谈槲寄生作为中药的药效就很有意思了。中医认为，槲寄生的药效的确跟生育有一定的关系，如安胎和补肾。无论是安胎还是补肾，都有助于生育。

四、高楼上的"食客"

槲寄生，顾名思义，就是寄生在其他植物上的植物。它的这种寄生，非常神奇，有根却不长在土里，而是长在寄生植物表皮中，就好像住在高楼上一般，所以又有"高楼上的食客"之称。到了冬天，宿主的树叶都落光了，槲寄生却依然保持青枝绿叶的状态；到了春夏时节，槲寄生的枝叶与寄主的枝叶争奇斗绿，于是便出现了一树长两枝的奇特现象。

槲寄生没长脚，也没有翅膀，它是如何跑到树上的呢？

原来，槲寄生结的果实，颜色鲜艳，果肉富有黏液。颜色鲜艳，就容易吸引鸟类采食。嘴大的鸟儿，把果实一口囫囵吞下，没有被消化掉的种子随鸟粪一起排出体外，偶然落到树上，就完成了槲寄生的传播。嘴小的鸟，不能把果实吞下，反而被黏稠的果汁粘住了嘴，于是便在树皮上四处磨蹭，想把惹人厌的果实蹭掉，在这个过程中，种子往往被粘到其他树皮上，于是也完成了传播。

一般来说，经过3~5年，种子萌发，长出吸根，吸根深入寄主的形成层中，夺取寄主的养料。然后，长出黄绿色的茎，茎一而再，再而三地左右分叉，分叉的枝端长出一对肥厚而有光泽的叶子。于是槲寄生便开始了新的生命历程。

严格来说，槲寄生是一种半寄生植物。与菟丝子不同，槲寄生有叶片的构造，能依靠自身含有的叶绿素进行光合作用，制造养料，但是需要从寄主植物中吸收水分和无机盐。冬日里的槲寄生依旧保持青翠，也表明这种植物可以依靠阳光来合成生长必需的养分。由此可见，虽然是一种寄生植物，槲寄生却不贪婪，懂得与寄主共生存。

事实上，如果槲寄生从寄主身上吸取了过多的养分，可能会导致寄主枯萎。在我国的青海省，就曾有13.5万亩的云杉因为受到槲寄生影响，导致"生长量和寿命减少，再生能力和材质下降"。

槲寄生四季常青，开黄色花朵，属于典型的二叉分枝，很多人以为它的果实在两片叶子中间，其实不是，它的果实位于两个枝桠中间。很有趣的是，寄主不同，槲寄生结出的果实颜色也不同。据记载，寄生在榆树上的槲寄生长出的果实为橙红色，寄生在杨树和枫树上的槲寄生长出的果实为淡黄色，寄生在梨树或山荆子上的槲寄生长出的果实则呈红色或黄色。

除了有趣的寄生方式外，槲寄生还是一种非常重要的药材。

槲寄生为桑寄生科植物槲寄生 *Viscum coloratum*（Komar.）Nakai 的干燥带叶茎枝。药材性平，味甘、苦；有祛风湿，补肝肾，强筋骨，安胎的功效；用于风湿痹痛、腰膝酸软、胎动不安等症。

槲寄生外观性状呈圆柱状，直径 3~8 mm，节部稍膨大，粗至 1.5 cm，有紫黑色环纹；表面金黄色，有不规则纵斜皱纹。叶片质厚，金黄色至黄棕色，多横皱纹。茎质地坚硬，横断面淡黄色，皮部较疏松，形成层环明显，射线类白色，髓小。

以上就是有关"高楼上的食客"槲寄生的文化、功效和性状鉴别的介绍，槲寄生为什么被称为高楼上的食客，它的功效有哪些，性状鉴别特征是什么，大家都掌握了吧。

最后，以一首咏颂诗来结束菟丝子与槲寄生的话题：

谋定后动菟丝子，高楼食客槲寄生。

不劳而获两莠草，补肾安胎有效功。

第四章　品种之争

第一节　燥湿化痰两剑客

提到天南星科植物，大家可能比较陌生，但如果提到龟背竹、红掌、万年青、白鹤芋这些优良的室内观赏性植物，应该不再会陌生，这些都属于天南星科植物。

天南星科隶属于单子叶植物，是一个庞大的"家族"，有115属，约两千多个品种。主要分布在热带和亚热带，在我国主要分布于云南、四川和广西等地。这个科中一些较原始的属，植物的花粉粒出现在古新世和始新世中期，可见它是一个有着悠久历史的"名门世家"。正因为是一种较为古老的植物，它的家族具有一些原始的特点，如具有两性或单性花，花小或微小，排列为肉穗花序，花序被形似花冠的总苞片包裹，这个苞片被称为"佛焰苞"，为天南星科植物最主要的鉴别特点之一。

天南星科植物品种繁多，作用广泛，除了供观赏、食用外，还有许多品种可入药，其中以天南星、半夏和它们的"兄弟"掌叶半夏最有代表性，堪称"名门世家三公子"。

一、"一门三公子"的身世解密

要了解半夏、天南星和掌叶半夏的药用特点，需要先弄清它们的"身世来源"，理清它们的基源。

半夏为低矮小草本，叶片一般3全裂，所以又有"三叶半夏"之称，裂片长椭圆形或披针形。佛焰苞管部狭长，檐部绿色，有时边缘青紫色；浆果卵圆形，黄绿色。值得注意的是，很多人容易误认为半夏为三片小叶，其实不然，是一枚叶片分裂成三裂片。半夏叶柄基部有株芽，株芽成熟后可萌发繁殖。这是天南星和掌叶半夏所不具备的特征。

掌叶半夏叶片鸟足状分裂，裂片6～11枚，呈披针形。佛焰苞淡绿色，管状长圆形，檐部长披针形，锐尖。浆果卵圆形，绿色至黄白色，小。块茎近圆球形，块茎周围常生若干小球茎，小球茎是这味药材的主要鉴别特征。

天南星这个品种有点复杂，植物基源较多，《中国药典》（2015 年版）规定天南星药材来源于天南星科植物天南星 *Arisaema erubescens*（Wall.）Schott，东北天南星 *Arisaema amurense* Maxim.，或异叶天南星 *Arisaema heterophyllum* Bl. 的干燥块茎。依次来看它们的植物形态。

天南星这种植物有一枚叶片，这一枚叶片常分裂成 7~23 枚小裂片，小裂片披针形至椭圆形，呈辐射状排列，形如一把伞，所以又有"一把伞南星"之称；佛焰苞绿色，自顶端张开，背面有白色或淡紫色条纹；花序轴棒状；浆果鲜红色。一把伞南星最有趣的现象是拥有变性的本领，它是一种季节性的雌雄异株植物，同一植株的性别在不同生长季节中可以发生变化。除了不能直接由无性植株变为雌株以外，它可以在无性植株与雄株或雄株与雌株之间发生变化。

东北天南星的特点是一枚叶片全裂为 3~5 片小裂片，小裂片倒卵形或广卵形，花序顶端附属物呈棍棒状。

异叶天南星特点为一枚叶片分裂成鸟趾状全裂，小裂片披针形或窄长圆形，裂片 11 到 19 枚，花序顶端附属物呈鼠尾状。

以上三种植物中，半夏与掌叶半夏均属于半夏属，该属植物的雌性花序与背面佛焰苞合生，而天南星属植物雌性花序不与佛焰苞合生。这是区分两属植物的主要鉴别点。

搞清楚"三公子"的"身世来源"，接着聊一聊药材。

二、五月半夏生，盖当夏之半

（一）半夏名之由来

半夏之名来自颜师古《急救篇》的注释："半夏，五月苗始生，居夏之半，故为名也。"这一解释，可能源于《礼记》中"夏至到，鹿角解，蝉始鸣，半夏生，木槿荣"的记载。我国古代将夏至分为三候："一候鹿角解；二候蝉始鸣；三候半夏生。"具体是将夏至后的 15 天分成 3"时"，一般头时 3 天，中时 5 天，末时 7 天。在这段时间人们开始割鹿角，自然界中的蝉儿也开始鸣叫，半夏也开始生长。以上论述认为"半夏"，就是夏天过了一半才开始生长。

很多人持这种观点，认为半夏喜阴，夏至一到，阴气开始生长，天地之间不再是纯阳气，所以半夏这种喜阴的植物在仲夏时节才开始生长。

还有一种观点认为，半夏春季生长旺盛，盛夏炎热时为了躲避高温，处于半休眠状态，即倒苗现象，秋季凉爽时又重新萌发生长。生长时间正好是夏季的一半，所以有半夏之称。

由此也可以看出，半夏的名字承载着深厚的文化底蕴，是我国劳动人民智慧的总结。其实，半夏在我国有着悠久的用药历史，早在《神农本草经》中就有记载。在漫漫的历史长河中，半夏早已深入民间，成为老百姓生活密不可分的一部分。如我国劳动人民总结的《四季诗》中就有"端阳半夏五月天，菖蒲制酒乐半年，庭前娇女红娘子，笑与槟榔同采莲"的优美诗句。

（二）减毒增效之半夏

宋代孔平仲《常父寄半夏》描写了作者收到一包从齐州寄来的半夏，打开包裹后孩子们以为是好吃的水果，争抢服食而导致中毒，之后服用生姜解毒的过程。

诗的前段"齐州多半夏，采自鹊山阳，累累圆且白，千里远寄将，新妇初解包，诸子喜若狂，皆云已法制，无滑可以尝。"描写了作者收到了一包从齐州寄来的半夏，因为半夏长得白白胖胖，孩子们以为是一种没有见过的水果，欣喜若狂。

诗的中段"大儿强占据，端坐斥四旁。次女出其腋，一攫已半亡，小女作蟹行，乳媪代与攘。分头各咀嚼，方爱有所忘。"形容了孩子们争相抢食的景象。

诗的后段"须臾被辛螫（shì），弃余不复藏。竞以手扪舌，啼噪满中堂。父至笑且惊，亟（qì）使啜以姜。……其外则皎洁，其中慕坚刚。奈何蕴毒性，入口有所伤。老兄好服食，似此亦可防。急难我辈事，感惕成此章。"描写了孩子们误食半夏后中毒，父亲用生姜解毒的场景。

这首诗中传递出三个信息：半夏有毒，半夏外形圆且白，中毒后生姜可解毒。

事实上，半夏这味药材多呈圆球形或扁球形，直径通常不超过 2 cm；类白色；中心有凹陷的黄棕色茎痕，周围密布棕色麻点状根痕，上面钝圆而光滑；质坚实，致密；断面粉性；口尝刺喉麻舌。

半夏全株有毒，块茎毒性较大，生食 0.1 ~ 1.8 g 即可引起中毒。对口腔、喉头、消化道黏膜均可引起强烈刺激。所以生品多外用，具有消肿定痛作用。内服通常需要炮制，常见炮制规格有姜半夏、清半夏和法半夏。

清半夏是用 8% 白矾水浸泡或煮或腌制而成，消除了半夏的辛辣刺喉，降低了其毒性，以燥湿化痰为主。市场上常见的清半夏根据是否蒸煮，分成角质或粉性两种规格。蒸或煮制者呈角质样，未蒸煮加工者呈粉性。

姜半夏则是采用姜矾水煮或腌制，或蒸制，或姜炒而成，以温中化痰，降逆止呕为

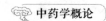
主；形如清半夏，薄片，表面有光泽，透明，切片面灰黄色或淡黄色。

法半夏为加石灰、甘草汁加工而成，以祛寒痰、湿痰为主，同时具有调脾和胃的作用；形如生半夏，内外皆呈黄色或淡黄白色，粉性足。

（三）水半夏之鉴

半夏有水生和陆生两种，即所谓的水半夏和旱半夏。旱半夏为天南星科植物半夏块茎。水半夏为天南星科植物鞭檐犁头尖 *Typhoniumflagelliforme*（Lodd.）Blume 的块茎。药材呈椭圆形、圆锥形或半圆形；表面类白色或淡黄色，不平滑，有多数隐约可见的点状根痕，上端类圆形，有凸起的芽痕，下端略尖，形似"犁头尖"；质坚，断面粉性，味辛辣，麻舌而刺喉。旱半夏为"球"形而水半夏为"锥"形，所以，很容易区分开来。

在历史上水半夏曾一度"大摇大摆"步入中药格斗柜，充当半夏，用于配方或中成药原料。水半夏原为南方民间用药，20世纪70年代后，由于半夏资源减少及用量增加，商品供应不足，便从主产地开始以水半夏代半夏药用。到20世纪80年代初，中药材市场放开，水半夏便充斥市场，以其价格低廉的优势很快遍及全国。但水半夏究竟能否代半夏药用呢？

20世纪80年代，国内药学专家研究表明：半夏与水半夏中含有的主要成分 β‑谷甾醇、氨基酸、油酸及无机元素含量不同；水半夏的毒性比半夏强，约是半夏的3.2倍；而半夏的镇咳、镇吐作用则强于水半夏。因此，半夏与水半夏为两种不同的药材，不能相互替代。然而，因为价格问题，目前全国药材市场上的半夏与水半夏存在严重混乱现象。

（四）天南星之鉴

《中国药典》（2015年版）规定天南星有三种正品来源。其药材呈扁球形，高1~2 cm，直径1.5~6.5 cm，比半夏明显大；表面类白色或淡棕色，较光滑，顶端有凹陷的茎痕，周围有麻点状根痕，有的块茎周边有小扁球状侧芽；质坚硬，不易破碎，断面不平坦，白色，粉性。气微辛，味麻辣。

与半夏的椭圆形比较，天南星药材明显扁，个头也比半夏大。

天南星也有毒性，毒性比半夏强，可致舌、喉发痒而灼热、肿大，严重者可出现窒息、呼吸停止。所以，内服要经过炮制才可以，炮制过程通常加入明矾、生姜这一类辅料来降低其毒性、增强其燥湿化痰作用，这种称为制南星。

天南星还有一个商品规格叫胆南星，传统加工方法是把天南星磨细成粉后，加入牛胆汁中拌匀，放置很长时间而成。因为传统加工方法加工周期较长，现在对其进行了改良，即将制南星加到牛胆汁里稍蒸而成。牛胆汁苦寒性极强，所以，胆南星的炮制经历了由性苦温转化为性苦寒的历程。

胆南星具有清热化痰、息风定惊的功效，用于治疗惊风抽搐、癫狂以及痰热咳嗽等症。

最后说一说掌叶半夏、虎掌南星。很多人分不清这两者之间的关系。其实很简单，虎掌南星来源于天南星科植物掌叶半夏的块茎。由此可知，掌叶半夏是植物名，而虎掌南星是药材名。

虎掌南星也载于《本草经集注》，陶弘景说："近道亦有，极似半夏，但皆大，四边有子如虎掌。今用多破之，或三、四片尔"，形象描述了其性状特征：呈扁球形，周边生有数个小球状块茎，形似虎掌，所以有虎掌南星之称。由此，掌叶半夏不是半夏，虎掌南星不作南星。

市场上，经常见到小虎掌南星和小天南星伪充半夏入药的现象。据分析有下面两种原因：

其一，半夏、掌叶半夏是同科同属的植物，小的虎掌南星和半夏在形态、化学成分上的确不好区分，而市场上半夏的价格远远高于虎掌南星价格，受利益的驱使，不法药商多把小的虎掌南星当做半夏去卖，以获得最大收益。同样，半夏的价格高于天南星的价格，也导致了小的天南星充当半夏入药的现象时有发生。因此天南星与虎掌南星均是越小越容易伪充半夏，也就越值钱。长大的虎掌南星，由于太大，无法伪充半夏，就只能伪充与它个头相似的天南星。

其二，误种。天南星、虎掌南星、半夏分不清，以为是同一种药材，本来想种天南星或半夏，却错种了掌叶半夏。

三、两剑客论"神功"

（一）化痰神药之半夏

接着来聊聊半夏与天南星的功效。半夏具有燥湿化痰、降逆止呕、消痞散结的功效。

半夏又是一味什么药物呢？

半夏，性温，味辛，概括地讲，这是一味重要的化痰药，善于治疗湿痰、寒痰。

插入一个中医的知识点，什么叫痰呢？

痰湿是水液代谢障碍的病理产物，总体上可分两种，一种是可见之痰，就是我们可以看到的；一种是不可见之痰，我们看不到的，但是可以导致各种病症，比如痰阻于胃可以导致恶心，痰阻于心可以导致心悸，痰蒙清窍可以导致眩晕等。

根据病因的不同，痰可分为湿痰、寒痰、热痰和燥痰。什么叫湿痰？就是痰量大，色白，质稀。寒痰呢？也是色白，质更加清稀，同时伴有恶寒、肢冷等寒象。热痰则是量大或一般，色黄，质黏稠。燥痰量少，难以咯出。

半夏是一味治疗湿痰、寒痰的"领军药物"。在方剂中，基本都是半夏作为君药，引领其他药物。半夏适不适合治疗热痰和燥痰呢？治疗热痰可以，但需要配伍寒凉的清热药，因为半夏是温性的。但半夏不适合治疗燥痰，因为半夏本身就温燥性质。

半夏可以止呕，通过配伍用来治疗各种呕吐，最善于治疗痰浊和寒邪导致的呕吐，这里给大家留一个思考，为什么呢？

半夏治疗呕吐常用生姜炮制，前面已经提到生姜可以解半夏毒，并且生姜被称为"呕家圣药"，所以治疗呕吐，用生姜炮制半夏是最好的选择。

半夏最后一个作用是消痞散结，治疗痞满不适。

什么叫痞满不适？患者主要表现是脘腹满闷不舒的自觉症状，似痛非痛，似满非满，以自觉胀满，触之无形，按之柔软，压之无痛为临床特点。中医理论认为这是气滞痰阻造成的。因为半夏是一味显著的化痰药，又具有辛味，吃到嘴里会有辛辣的感觉，辛可开结，有开气滞痰结的作用，所以半夏可以治疗气滞痰阻导致的痞满不适。

回顾半夏的几个作用，基本上和其化痰作用都有关系，所以我们常常把半夏作为化痰的领军药物。

半夏还有一个功效，消肿散结止痛，实际上也与半夏的消痰作用有关。因此半夏也可以用于瘿瘤、瘰疬或者阴疽的肿痛，可把它作为一个燥湿消痰的药来使用。

最后，关于半夏的功效，我们可用清·赵瑾叔《本草诗》来总结："时当半夏已生齐，霹雳痰宫震鼓聋。制以生姜经可引，代将贝母见休迷。管教痰湿难存胃，须识胎儿易堕脐。血少汗多兼燥渴，古人三禁耳曾提。"

（二）两剑客之异

与半夏外形相似的天南星，有着怎样的区别呢？让我们一起来做一下比较。

天南星和半夏都有毒，作用很相似。可是天南星的毒性大于半夏，并且化痰的作用弱于半夏。但是我们现行的中药学教材中却出现了一句话，"治疗顽痰用天南星"，为什么？这是因为一般治疗湿痰和寒痰都用半夏，但是治疗顽痰，半夏药力不足的时候，我们就配伍天南星，两者配伍可以增强化痰的作用。所以这里并不是说天南星的化痰作用强于半夏。

天南星的化痰作用弱于半夏，所以天南星消痞、止呕的作用都弱于半夏。

说到这里，大家不禁有了疑问，那么天南星有什么特点呢？天南星有一个特点，半夏没有。天南星可以治疗风痰，具有息风止痉的作用，可用于肝风夹痰，如中风、破伤风、癫痫这一类，它的使用频率就比半夏要多。再者，天南星消肿散结止痛的作用强于半夏，所以对于痈疽肿痛这一类的症状，天南星比半夏用得多。此外，天南星用猪胆汁炮制之后，性改为寒凉，可以治疗热痰证。这是药物作用的扩展。

从上面的比较，我们可看出，半夏的应用比天南星广泛很多。

因此，半夏有多种炮制品，来适应不同的病症。如我们前边讲过的法半夏以祛寒痰、湿痰为主，同时具有调脾和胃的作用；姜半夏以温中化痰，降逆止呕为主，而清半夏以燥湿化痰为主。把半夏发酵则成了半夏曲，具有助消化的功效，对于湿痰咳嗽兼有饮食不消者，效果较好。还有的加工成京半夏，作用更加缓和，温燥性更弱，更加适用于儿童、老年人。

我们在临床上使用的时候，需要注意两点：第一，半夏和天南星都有毒，需要久煎，煎至口尝无麻舌感；第二，在用药禁忌十八反中，半夏不能与乌头类药物一起使用。

四、小结

最后，再总结一下半夏与天南星的区别。

天南星与半夏，两者均燥湿化痰，然而前者主风痰，后者主湿痰。治风痰以天南星为君，半夏助之；治湿痰以半夏为君，南星伴之。半夏有良好的辛开痞结、苦降和胃与止呕作用，而南星消肿散血之功较好。诚如《本经逢原》中记载的那样："南星、半夏皆治痰药也。然南星专走经络，故中风麻痹以之为响导；半夏专走肠胃，故呕逆泄泻以之为响导。"

最后，用一首咏颂诗来结束半夏、天南星与虎掌南星的话题：

名门世家三公子，燥湿化痰两少侠。

劝君更增洞幽目，莫使李鬼木移花。

第二节 姜科四姜巧分辨

前面讲"乌头之药"的时候讲过中药存在"子母兄弟"关系，除此之外，中药家

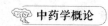

族中还存在较为普遍的"姊妹"关系。今天就给大家介绍一下姜科大家族中的四朵金花，分别是郁金、莪术、姜黄、片姜黄。

这四味药材均属于临床常用中药，来源于同科同属植物。形态、性状、功效相似，却又因药用部位、产地加工及用药习惯的差异，导致植物基源、药用部位互有牵连与交叉，来源关系错综复杂，堪称中药史上最难辨识的"四姐妹"。

一、四姐妹"身世之谜"

提到郁金，大家都不陌生，"兰陵美酒郁金香，玉碗盛来琥珀光，但使主人能醉客，不知何处是他乡"，就是一首耳熟能详的经典唐诗。虽然熟悉，很多人却把郁金误认为是荷兰产的郁金香花。此郁金非彼郁金，我们今天讲的郁金，来源于芳香的姜科植物，也是我国古代文献中记载的品种，而荷兰郁金香是近代才传入我国的，为百合科植物，所以，美丽的郁金香花与我们要讲的郁金没有一点关系。

先来认识一下"四姐妹"的原植物，分别是姜黄、广西莪术、蓬莪术和温郁金。

姜黄为多年生草本植物，叶片长椭圆形，两面无毛，排列成两列。穗状花序自叶鞘内抽出，苞片卵形，绿白色，边缘稍带淡红晕。

广西莪术植物特点为叶片两面均被糙状毛，苞片呈红色。

蓬莪术植物特点是叶片呈椭圆状矩圆形，中部有紫斑，叶片无毛。

温郁金植物特点是叶片背面无毛，花冠裂片雪白色。

总之，姜氏家族植物的花都很美，古代有名的美人名字中往往都带有姜字，如孟姜，文姜等，应该就是出于姜科植物的花很美丽的原因吧。

二、史上关系最复杂的四姐妹

（一）"四姐妹"的"身世之谜"

欣赏完四种植物，再来了解一下其地下部分的形态。

首先跟大家普及一下植物的根和茎。很多人肯定会说，根和茎还不好区分吗，不就是根长在地下，茎长在地上么？真是这样么？那我们平时吃的姜，到底是根还是茎呢？如果按照根长在地下，茎长在地上的标准来判断，那姜肯定属于根了。这种理解是错误的，我们平时吃的姜属于植物的茎，它只不过长得像根而已，这种长在地下的茎称为根茎。

那么，根和茎究竟如何区别呢？只要记住一点就行，茎上有节，根没有节。

知道了根和根茎的区别，再来看看姜科植物的根和根茎。

温郁金、广西莪术和蓬莪术植物的地下部分形态相似。与地上茎相连接的地下膨大部分称为根茎，通俗点讲就是长在地下的变态茎，茎上长有节，变态茎也属于茎，所以，它的表面可看到明显环形节，根茎下端生有多个纺锤形小块，为块根。

接着来看四种药材的基源，郁金来源于温郁金、广西莪术、蓬莪术、姜黄的块根，药材分别称温郁金、桂郁金、绿色郁金和黄丝郁金。

莪术来源于温郁金、广西莪术、蓬莪术的根茎。

姜黄和片姜黄较为单一，分别来源于植物姜黄和温郁金的根茎。

由此可以看出，只有郁金来源于块根，其他三种的药用部位都来源于根茎。

再来看产地加工。

温郁金根茎蒸或煮至透心，晒干后称为莪术；根茎不经过蒸或煮，趁鲜切片晒干，称为片姜黄；块根经蒸或煮至透心，晒干后称为郁金，商品称为温郁金。

广西莪术和蓬莪术的根茎，经过蒸或煮至透心，晒干后称为莪术；它们的块根经过蒸或煮至透心，晒干也称为郁金，商品分别称为桂郁金和绿色郁金。姜黄的地下部分与以上三者的形态差异较大，它的主根茎呈卵形，侧生根茎呈指状，根茎下端膨大成纺锤形的部分是块根。姜黄的根茎经蒸或煮至透心，晒干为姜黄；块根经蒸或煮至透心，晒干称为黄丝郁金。

由此可以看出，只有片姜黄是直接干燥，其他三种药材都要经过蒸或煮至透心后干燥。

加工方法不同也造成了药材性状的差异。因为蒸煮会使淀粉粒糊化成糊粉粒，加热后药材呈角质状，所以郁金、莪术、姜黄断面呈角质样；只有片姜黄为趁鲜切片，不经过蒸或煮制环节，不会导致淀粉粒发生变化，所以断面呈粉性。

用下面一张图进行简单总结。

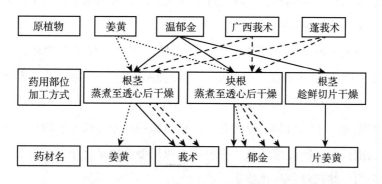

姜黄、莪术、郁金、片姜黄的原植物、药用部分及加工方式

至此，终于解开了"四姐妹"的"身世之谜"。然后，再来看一看它们各自的药材

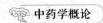

特征。

（二）"环肥燕瘦"四姐妹

首先来看一下几种郁金。

温郁金主产于浙江温州，所以又有温郁金之称。药材呈长纺锤形，稍扁长，长 3～6 cm，直径 0.8～1.5 cm；表面黄黑色，具不规则皱纹；断面平滑，灰黑色，角质样，皮部内侧具一明显的环状纹理，中心扁圆形。温郁金又有黑郁金之称，这里的黑指的是它的断面，所以，温郁金的主要鉴别特点是断面较黑。通常来说，以个大，外皮少皱纹、断面灰黑色者为佳。

桂郁金，来源于广西莪术，药材呈圆柱形或纺锤形，有的稍扁，药材大小相差悬殊，长可达 2～7 cm，饱满度较好；表面土灰黄色，具纵皱纹，断面呈浅棕色。

绿色郁金药材呈长椭圆形，较粗壮，长 1.5～3.5 cm，直径 1～1.2 cm，特点是饱满度较好，也就是我们常说的较为"丰满"。

黄丝郁金呈纺锤形，有的一端细长，长 2.5～4.5 cm，直径 1～1.5 cm。表面棕灰色或灰黄色，具细皱纹，两端稍尖。质坚实，断面平坦光亮，呈角质样，杏黄色或橙黄色，中部有一颜色较浅的圆心。以个大、肥满、外皮皱纹细、断面橙黄色者为佳。

继续来看下一味药材——莪术。

广西莪术的特点是表面环节明显突出。蓬莪术则是饱满度较好，也即长得稍"丰满"。

温莪术比广西莪术稍丰满，一端钝圆，一端稍尖。

提到姜黄，很多人可能会觉得比较陌生，但是如果提到印度人爱吃的咖喱饭，你肯定不会陌生。姜黄是制作咖喱最主要的原料，香辛味美，易把其他物品染黄色，所以咖喱那一抹最惹眼的黄色就是姜黄。讲到这里其实已经非常明朗了，姜黄区分于其他"三姐妹"最显著的特点就是颜色呈黄色。

前边讲过姜黄主根茎呈卵圆形，表面有明显环节及点状下陷的须根，入药被称为"蝉肚姜黄"；侧生的根茎指状，略弯曲，一端钝圆，另一端为断面，表面有纵皱纹及明显的环节，入药被称为"长形姜黄"。

姜黄在国内主产于四川和云南两省，但是两地药材差异较大。四川产姜黄断面颜色偏红色，而云南产姜黄断面偏黄色。一般认为四川姜黄质量优于云南姜黄。

再来看最后一味药材——片姜黄。

片姜黄不是一片、两片的姜黄，是温郁金的根茎趁鲜切成的厚片。因为未经过蒸或煮，所以，见到的商品规格多为白色粉性厚片。

关系如此盘根错杂的"四姐妹"在治疗疾病上有何异曲同工之妙呢？下边就让我们一起走近"四姐妹"的生活，理清它们之间千丝万缕的联系。

三、四美之功

郁金、莪术、姜黄与片姜黄不但基源相似，并且药性和作用也相近，都具有活血、行气、止痛的功效，均可治疗气滞血瘀导致的各种疼痛，主要包括胸肋部疼痛、乳房疼痛和痛经等。

这里给大家普及一下气滞和血瘀导致的疼痛特点：气滞疼痛主要表现为胀痛，并且疼痛的部位可以移动；瘀血疼痛主要表现为刺痛，就像针扎一样，并且痛的部位是固定不移的。这是需要注意的一个知识点。

继续探讨她们各自的特点。

（一）"小家碧玉"之郁金

郁金性寒，味辛、苦，是四味活血药中唯一的一味寒性药物。辛能行散，苦寒清泄，归经偏于入心、肝经，具有活血止痛、行气疏肝、凉血止血、清心开窍、利胆退黄的功效，可以治疗血热妄行导致的各种出血，热扰心神导致的意识不清以及黄疸等。

郁金可以作为单独的行气药物使用，对肝郁气滞引起的胁肋疼痛、胀满，都非常适用。对脾胃气滞导致的脘腹胀满疼痛，也可以使用，既能行气除胀，也能止痛。

郁金可以作为凉血止血的药物。《神农本草经疏》中提到："郁金本入血分气药，其治已上诸血证者，正谓血之上行，皆属于内热火炎。此药能降气，气降即是火降，而其性又入血分，故能降下火气，则血不妄行。"这段话讲的是郁金具有苦寒清降之性，可以通过清降气机来治疗血热上逆和血热妄行，从而有利于治疗倒经这一类的衄血、鼻血等上部出血症。

郁金的这一功效，从下面一个病例中我们可以看到。据传很久以前有一位妇人，每逢月经期间都会出现流鼻血或牙龈出血症状，月经过后则痊愈。大夫认为女子月经期出现的吐血，鼻衄或牙龈出血等上部出血症状，是妇女倒经，多由气火上逆导致，建议用顺经汤，即以郁金为主来治疗。妇人听从大夫嘱咐，回家后冲服磨好的郁金粉，每次两钱，喝了一次血就止住了，后来又喝几次，倒经现象彻底消失。这个案例就是利用了郁金清热凉血、顺气解郁的功效，加之味苦性寒能降泄诸气，符合吐衄必降气之意，是治疗倒经的理想药。

此外，郁金性寒，又偏于入心、肝经，可以作为清心开窍、利胆退黄的药物，对热

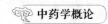

扰心神导致的心烦，热邪郁闭心窍导致的心神失用，以及湿热黄疸也都非常适用。

其实，早在明代的《医方考》中，古人就认识到了郁金清心开窍的功效，并将其与白矾配伍，组成了著名的方药——白金丸，用来治疗癫狂、痴呆、突然昏倒、口吐涎沫等症。一直到今天，白金丸在治疗癫痫的名方中仍保留有一席之地。在郁金与白矾的这一组方配伍中，郁金负责清心，明矾负责祛痰，共同组成了清化热痰的方子，用来对抗痰热闭阻心窍引起的神志失常。

（二）"洒脱不羁"话姜黄

姜黄与郁金，都是比较典型的血中气药，但两者也有一些区别：

其一，郁金偏于入心、肝经，偏于疏肝，姜黄偏于入脾、胃经，偏于理脾胃气滞；其二，姜黄性温，因此不具有凉血止血、清心开窍的功效；其三，姜黄活血行气的作用强于郁金，被称为破血行气。

如此来说，郁金和姜黄"两姐妹"的个性就比较明朗了，一个个性柔和，恰如"小家碧玉"，一个个性孟浪"洒脱不羁"。

此外，有本草中记载姜黄有利胆退黄的功效，但是却不常用。为什么呢？因为姜黄性温，没有像郁金一样清热利湿的功效，而湿热导致黄疸比较常见，因此应用于黄疸的概率要小一些。

单从名字上来看，很多人可能会认为，片姜黄是姜黄的一种。在《中药学》教材中，片姜黄的作用特点也写入了姜黄，描述为善于治疗肩臂疼痛，这其实是片姜黄的作用特点，片姜黄和姜黄是两味不同的药物。

我们前边讲过，姜黄来源于姜黄的根茎，就算是切成片，也该叫姜黄片；片姜黄则来源于温郁金的根茎。来源不同，这是其中一个区别。其二片姜黄跟姜黄一样，都具有活血行气功效，但姜黄主要入胸腹部，片姜黄主要入肢体、经络。所以，针对跌打损伤和风湿痹痛有关的瘀血证，应选片姜黄。

片姜黄在古代主要用来治疗风湿痹痛。现代则认为片姜黄具有通络止痛的功效，主要治疗肩背的疼痛，现在很多人用它来治疗肩周炎，就是人到中年后肩关节周围会出现的炎变、退化性疼痛，肢体活动不灵活。

（三）"女汉子"莪术

相较于姜黄的"洒脱不羁"，莪术可称得上名副其实的"女汉子"，它的个性可用两个字来形容：广+猛。

广是指它生性洒脱，不拘小节，心、肝、脾、胃经都能入，脏腑、肢体疾病都能治疗，适用范围涵盖肝郁气滞引起的胁肋胀痛，脾胃积食气滞引起的胀闷，肢体经络间的跌打损伤等症。

猛是说它活血力强，已经突破了活血行气的范畴，堪称"大破气血"。莪术可治疗气滞和血瘀的重症，表现为明显的腹部胀满、胸胁胀满，或癥瘕积聚等，类似于肝脾肿大、硬化，或者妇科的子宫肌瘤，恶性的肿瘤，瘀血引起的闭经，可谓手到擒来，不在话下。

受到传统中药理论的启发，在西医学领域，莪术也被加工成成药治疗肿瘤。莪术在抗肿瘤的同时，还能增强机体的免疫功能，这一点受到了现代药理学家的高度重视，所以越来越多地应用于肿瘤的治疗，尤其是近年来又发现了莪术对宫颈癌细胞具有较好的选择性。无论选择口服、注射还是局部给药的方式，莪术都表现出"杀死癌细胞，保护正常细胞"的选择性，这也是消癥的一个应用方面。目前，莪术经常用于肝癌、子宫癌，或者子宫肌瘤等疾病的治疗。

因此，我们可以总结为"四姐妹"均具有活血、行气、止痛的功效，可治疗气滞血瘀导致的各种疼痛。郁金性寒，又具凉血止血、清心开窍、利胆退黄之效；姜黄性温，活血力量强于郁金；片姜黄可通络，善治风湿痹痛、跌打损伤；莪术行气和活血力广而强，现代医学认为其具有良好的抗肿瘤作用。

但是，这四姐妹都有一个共同的使用注意，就是孕妇及月经过多者慎用或禁用：根据活血强度大小不同，莪术是禁用，姜黄、片姜黄和郁金是慎用。

四姐妹都有共同或相似的基源，都有共同的活血作用，但是也有各自不同的性格特点，因此我们在使用中要根据辨证不同，做到准确用药，药到病除。

四、小结

最后，以一首咏颂诗来结束姜科四美的话题：
兰陵美酒非花香，实乃郁金似姜黄。
活血行气各迥异，姜科四美共芬芳。

第三节　良毒之争话木通

2003 年 2 月，新华社记者朱玉撰写的一篇名为龙胆泻肝丸是清火良药还是"致病"根源？的报道，在社会上引起了轩然大波，同时也震惊了国家药品监督工作者和众多龙胆泻肝丸受害者！许多患者发现，自己缠绵不愈的肾损害甚至肾衰竭、尿毒症，

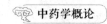

中药学概论

竟然是因为平时服用了治疗上火、耳鸣及便秘的龙胆泻肝丸所致。

龙胆泻肝丸的前身是始载于宋代《太平惠民和剂局方》的龙胆泻肝汤，主要用来治疗肝胆经有实火或湿热而导致的胁痛口苦，耳聋耳肿，小便色赤不畅，尿道疼痛，以及阴痛、阴痒等多种症状，因效果良好，是一款深受老百姓喜爱的明星药，素有"祛火良药"的美称。

老祖宗使用了千百年的一个验方，在早期历史上从未发现过不良反应报道，为什么到了现代反而出现问题了呢？

要想解开这个谜团，先从"龙胆泻肝丸事件"说起。

一、躲藏在国粹背后的恶魔

龙胆泻肝丸事件，或称关木通事件、马兜铃酸肾病事件，发生在世纪交替的前后几年，因广泛的药物不良反应，导致无数人重病缠身，倾家荡产，甚至只能在绝望中等待死亡。

马兜铃酸肾病群体性事件首次被公开披露是在 1993 年的比利时，当地一些妇女因服用含有广防己的减肥丸后出现严重肾病，后经调查发现大约一万名服用该药的妇女中，至少有 110 人罹患了晚期肾衰竭，其中 66 人进行了肾移植，部分病人还出现了尿道癌症。

1999 年，英国又报道了 2 名妇女因服用含有关木通的草药茶治疗湿疹，而出现了晚期肾衰竭的事件。

这两起事件在国际上引起了轩然大波，美国食品药品监督管理局、英国的药物监管局和比利时政府等都先后采取了严厉措施，对中草药和中成药进行强烈抵制。欧美媒体曾将这种情况定义为"中草药肾病"；因广防己、关木通等中药中都含有共同的致病成分马兜铃酸，后来国际上将此类情况改称为"马兜铃酸肾病"。

龙胆泻肝丸之所以被卷进这一事件，就与方中的关木通有关。那么，关木通在该方中究竟担任了什么角色呢？我们通过龙胆泻肝丸的前世与今生来一探究竟。

龙胆泻肝丸的前身是《太平惠民和剂局方》中记载的龙胆泻肝汤。后来，明代王肯堂的《证治准绳》、清代沈金鳌的《沈氏尊生书》中都曾记载过龙胆泻肝汤。这三本著作中记载的龙胆泻肝汤，虽然适应病症基本相同，但组方药物却大不同。

到底哪个组方最为经典呢？经过数百年的疗效验证，到了清代，人们的认识终于达成了一致，均认为《太平惠民和剂局方》中记载的龙胆泻肝汤组方最为经典，该方共有十味药材，分别是龙胆草、栀子、黄芩、柴胡、生地、车前子、泽泻、木通、当归和甘草。

这个方子到底有多经典呢？借用清代吴谦在《医宗金鉴》中的评价："胁痛口苦，

耳聋耳肿，乃胆经之为病也。筋痿阴湿，热痒阴肿，白浊溲血，乃肝经之为病也，故用龙胆草泻肝胆之火，以柴胡为肝使，以甘草缓肝急，佐以芩、栀、通、泽、车前辈，大利前阴，使诸湿热有所从出也。然皆泻肝之品，若使病尽去，恐肝亦伤矣，故又加当归、生地补血以养肝。盖肝为藏血之脏，补血即所以补肝也。而妙在泻肝之剂，反作补肝之药，寓有战胜抚绥之义矣。"简单来说，就是泻肝而不伤肝，利湿而不伤阴。这个解释，说明了龙胆泻肝汤组方巧妙，疗效确实，代表了当时对龙胆泻肝汤的普遍认识。

此后，虽组方中各味药的剂量和炮制方法不尽相同，但药物组成非常一致。从古至今，该方应用经久不衰，其效果得到了广泛好评，不光中医使用，西医也有应用。只要有胁痛头痛，口苦目赤，耳聋耳肿等症状，可辨证为肝胆实热，或肝经湿热，都可以用龙胆泻肝汤来治疗。

所以说，该方经受住历史的考验，并为人民的健康和繁衍立下过汗马功劳。之所以近代出现了问题，不是方剂本身的问题，而是方中木通的不适当应用所致。方中的木通并非现在使用的有毒的马兜铃科关木通，而是无毒的木通科白木通、三叶木通等。

经调查发现，在民国以前的古书上，药方记载的都是"白木通"或"木通"，并没有"关木通"。那么，从什么时候开始冒出来一个"关木通"呢？

原来，20 世纪 30 年代以后，关东出产的关木通由于资源丰富，价格低廉，开始陆续进入关内，并逐渐占领了市场。到了 80 年代已在全国广泛应用，而此时常用的白木通则由于货源较少，退出了市场，于是两种同名不同属的植物便被市场替换了。《中国药典》1990 年版干脆把龙胆泻肝丸组方中的其他类木通全部"枪毙"，确立了关木通的唯一合法身份。

龙胆泻肝丸的广泛使用使马兜铃酸肾病在中国悄悄地、快速地蔓延。在这期间，并非没有人注意到关木通的肾毒害作用，只是诸多研究和报道都没有被引起重视。直到 2003 年，记者朱玉的一系列报道，才使国人认识到龙胆泻肝丸的危害性，追根溯源，终于发现了"关木通"这一罪魁祸首。

2003 年 4 月 1 日，原国家食品药品监督管理总局印发《关于取消关木通药用标准的通知》，决定取消关木通的药用标准，龙胆泻肝丸等关木通制剂必须凭医师处方购买；责令该类制剂的生产，用木通科木通替换关木通。后来的《中国药典》2005 年版已不再收载关木通这个品种。龙胆泻肝丸配方中的木通也改用了木通科木通这个品种。

二、追本溯源话木通

说到这里，大家可能感觉比较混乱了，关木通、川木通、白木通、三叶木通，到底有多少种植物被称为木通呢，它们之间有什么样的差异呢？

古代中医书中记载的木通，主要是白木通和三叶木通，现在已经很少使用。发展到现代，以木通命名的植物有 25 种之多。《中国药典》2015 年版规定，木通来源于木通科植物木通 *Akebia quinata*（Thunb.）Decne、三叶木通 *Akebia trifoliate*（Thunb.）Koidz 和白木通 *Akebia trifoliate*（Thunb.）Koidz. var. australis（Diels）的干燥藤茎。

木通属于落叶木质藤本，掌状复叶互生或在短枝上簇生，通常有小叶片 5 枚，倒卵形或椭圆形。伞房花序式的总状花序腋生，花深紫红色，有雌雄之分，都开在同一条花枝上。雄花小而多，有 4～10 朵，生于枝顶；雌花稍大，只有 1～2 朵。

三叶木通与木通的主要区别在小叶的数量，三叶木通就是有三片小叶，小叶卵圆形或长卵形，长宽变化很大，边缘浅裂呈波状。果实呈长圆形，在农历八月成熟开裂，又有"八月炸""八月瓜"之称，又因果肉形状、味道类似香蕉而被称为土香蕉、野香蕉。

白木通是三叶木通的亚种，小叶全缘，质地较厚。

木通药材呈圆柱形，常稍扭曲，长 30～70 cm，直径 0.5～2 cm。表面灰棕色至灰褐色，外皮粗糙而有许多不规则的裂纹或纵沟纹，具突起的皮孔。节部膨大或不明显，具侧枝断痕。体轻，质坚实，不易折断，断面不整齐。皮部较厚，黄棕色，可见淡黄色颗粒状小点，木部黄白色，射线呈放射状排列，髓小或有时中空，黄白色或黄棕色。气微，味微苦而涩。

而关木通来源于马兜铃科植物东北马兜铃 *Aristolochia manshuriensis kom.* 的干燥藤茎。植物为缠绕性木质大藤本。叶互生，叶片心形，先端钝尖，基部心形，全缘。花多单生，苞片广卵形，密被白色毛，花被筒状，弯曲膨大，先端 3 裂，裂片为广三角形，稍平展，黄绿色，具紫色条纹。

药材呈长圆柱形，稍扭曲，长约 1 m，直径 1.5～3 cm，两端平截。表面灰黄或浅棕黄色，有浅纵沟及斑状浅棕色残余栓皮，具稍膨大的节。饮片横切面黄色或黄白色，皮部较窄，色浅；木部宽广，有整齐的导管小孔呈多层同心环状排列，与类白色射线交叉似蜘蛛网状，髓部不明显。

关木通虽然具有清热利湿作用，但它含有的马兜铃酸，对肾脏有较强的毒性，可以损害肾小管功能，导致肾功能衰竭。不管短期大剂量，还是长期小剂量服用，都可以导致明显的肾功能损害。特别是长期小剂量使用，可导致慢性马兜铃肾病，这种症状即使被发现后立刻停药，患者的肾功能仍然会持续恶化。

除了木通和关木通外，还有一味川木通。

川木通为毛莨科植物小木通或绣球藤的干燥藤茎。

小木通为常绿攀缘性灌木。叶对生，三出复叶，小叶革质，狭卵形至披针形，先端渐尖，基部圆形或浅心形。花序圆锥状，顶生或腋生，花萼片四枚，白色，无花瓣。

绣球藤为落叶攀缘性灌木，小叶先端 3 浅裂，边缘有锯齿。花 2 ~ 5 朵。

小木通药材呈长圆柱形，略扭曲。表面黄棕色或黄褐色，有纵向凹沟及棱线，残存皮部易撕裂，节膨大。质坚硬，切片圆形或略斜向切片，边缘不整齐，残存皮部黄棕色，木部浅黄棕色或浅黄色，宽广，布满小孔，排列成若干同心环状层纹，被类白色射线分割成若干束。髓位于中央，类白色或黄棕色，有时中心有空腔。体轻，不易折断，断面不整齐。

纵观三种药材饮片，木通特点是皮厚，导管不规则，有髓；关木通皮薄，导管单列成环，无髓；川木通少有皮，导管束成环，有髓。

目前，木通市场萎缩，白木通商品一般不易见到，临床上以川木通代替木通使用的现象普遍存在，两者在功效上存在差异。马兜铃酸事件后，人们对于关木通的应用就更加谨慎了。

三、通利水道有奇功

说到木通的作用，首先和其名字有关，木质并通畅的意思，所以木通有利尿通淋和通经下乳的作用。

木通是一味利尿通淋药，可以治疗湿热淋证和水肿。

这里的湿热淋证与西医的淋证不同。西医的淋证是一种性传播疾病，而中医的湿热淋证主要表现是尿急，尿频，小便次数多，但是尿量并不大，并且排尿伴有尿道涩痛，类似于西医的尿路感染，中医认为是湿热下注导致的，宜用利尿通淋药物来治疗。木通可利水消肿，下利湿热，使湿热之邪下行从小便排出，所以是一味治疗湿热淋证的主要药物。

木通是一味通经下乳的药物，可以治疗血瘀导致的女子闭经，可以配合治疗风湿热痹，还可以治疗女子产后乳汁短少或不通。

产妇乳汁稀少，主要有两个方面的原因：一是不足，气血亏虚，我们常说"产前一盆火，产后一包冰"，产后妇女的生理状态多属气血不足，导致乳汁生化无源，治疗的方法是补气血，可以增加少量的木通辅助，补而兼行。二是不通，乳脉闭阻。即使产妇的乳汁丰富，但是乳脉不通，主要表现是乳房胀满不适，这个时候就需要疏通，可以用木通这类通乳的药物。

木通还可以作为一味清热药，可上清心经之火，下泄小肠之热，有个很有名的方子叫导赤散，源于《小儿药证直诀》。在《小儿药证直诀》中，作者用对应五脏的五色来命名，包括导赤散，可以清心火；泻黄散，可以清脾热；泻白散，可以清肺热；泻青丸，可以泻肝火等。

导赤散可以治疗小儿心火，也可以治疗心火下移小肠，主要的表现是心烦，口舌生疮，有尿血。导赤散中除了木通，还包括生地黄、甘草和竹叶，生地黄可以养肾阴，肾阴可以制心火，竹叶可以配合木通清心火而利尿，甘草用生甘草梢，可清热解毒，四味药物配在一起，可以清心利水而养阴。

记得有一个案例，讲一个四五岁的孩子，在楼下玩了一天沙子，终于堆起来一座城堡，这时正好爸爸回来了，孩子非常开心，用小泥手拉住爸爸去看城堡。爸爸大概在单位生气了，看到孩子用泥手抓住自己，一肚子火没处发，飞起一脚，把孩子堆了一天的城堡踢飞了。孩子愣住了，然后大哭大闹，晚上就尿血了，之后服用导赤散就痊愈了。

这就是一个典型的心火下移小肠可以用导赤散来治疗的例子。

因此，很多孩子出现口舌生疮等心火旺盛的表现，都可以使用导赤散。

使用木通的时候需要注意，孕妇是不能用的，因为木通是一味通利的药物，可能会引起胎动不安，甚至堕胎。木通也不要长期服用，因为其性苦寒，长期使用会伤脾胃，尤其是儿童更要注意。

通草，是通脱木的茎髓，色白，质轻，像粉笔那样的圆柱形，又像塑料泡沫那样轻的一个药。功效和木通非常相似，但是作用更缓和，所以这个药我们不要求，但是宋代以前记载的通草实际上就是木通。

关于木通与关木通功效差异，木通的药性主要体现在"利湿"上，而关木通的药性主要体现在"泄热"上。

四、小结

至此，我们就全面了解木通这味药物，回归本源就需要使用我们古人世代传用的木通科木通，而弃用其替代品马兜铃科的关木通。

古人重视道地药材，是对优质纯真药材的渴求，认为中药凝聚了自然界的精华，不可混用、乱用。

木通，原本是一味治病良药，却因为品种问题，成为一味毒药，这应给我们一个沉重而深刻的教训。

最后，以一首咏颂诗来结束木通的话题：

本为良药利湿通，祛火清心汗马功。

奈何国际良毒议，关改川白看丁翁。

第四节　兄弟之药赤、白芍

前边讲"乌头之药"的时候，讲过中药存在"子母兄弟"关系。子母关系的典型代表是川乌与附子，兄弟关系的典型代表就是今天要讲的赤芍与白芍。

先从一个方剂开始。

宋代《太平惠民和剂局方》中有一个方剂名叫黑神丸，它就采用了白芍和赤芍并用的配伍方法。在方中，赤芍以泻为用，具有清热凉血、祛瘀止痛作用；白芍以补为功，具有养血敛阴、柔肝止痛作用；二药配用，一敛一散，一补一泻，共奏清热凉血，养血活血，柔肝止痛的作用。

事实上，梁代以前赤芍和白芍均以芍药统称，并未分化。《伤寒论》《金匮要略》等典籍所载方剂中均未有其功效和主治的划分。在漫长的历史长河中，芍药是如何分化成一敛一散、一补一泻，性格迥异的两兄弟呢？这就需要追溯一下芍药的前世和今生。

一、溯源赤、白芍

芍药之名始见于公元前 6 世纪《诗经·郑风》："伊其相谑（xuè），赠之以芍药。"长沙马王堆汉墓出土的《五十二病方》中处方名"芍药"用于"疽（jū）"病是最早记载芍药入药的文献。我国第一部本草学著作《神农本草经》中将芍药列为中品，谓其："主邪气腹痛，除血痹，破坚积寒热，疝瘕，止痛，利小便，益气。"

自梁代陶弘景开始，芍药始有赤白之分。纵观本草记载，赤芍和白芍的分类标准，古今不同。总结起来，大致有按颜色、产地、加工方法、野生或是栽培几种标准区分。

（一）以色分类

以颜色分类有两种标准，一种是以花色，一种是以根的颜色。

花色分类始于陶弘景的《本草经集注》，有"白芍，其花纯白，大而美丽，根亦白色，故名"。元代王好古《汤药本草》引《本草衍义》论述后指出："今见花赤者为赤芍药，花白者为白芍药，俗云白补而赤泻。"明确提出以花的颜色区分赤、白芍。《本草纲目》也赞同以花色为依据划分赤、白芍的说法："根之赤白，随花之色也。"后来的多部本草，如《本草备要》《本草从新》《本草便读》都支持"赤白各随花色"的观点。

以根的颜色划分赤、白芍始于五代十国的《日华子本草》，有"赤色者多补气，白者治血，此便是芍药花根，海盐、杭、越俱好"。《证类本草》有"别本注云：此有两种，赤者利小便下气，白者止痛散血，其花亦有红白二色"。

然而以颜色划分赤、白芍的观点经不起推敲，某些实践派的医家发现，用花色划分赤、白芍的观点是错误的。如明朝卢之颐在《本草乘雅半偈》中提到，赤芍和白芍的根都是白色，但是他发现用火酒浸根过夜，白芍根变白了，而赤芍根则变红了，于是就有了"火酒润之，覆盖过宿"的划分办法。

然而，后来清朝的赵其光经过实验，发现火酒浸根过夜后，有的根颜色变了，有的根颜色不发生变化，所以这种方法也经不起质疑。

（二）以产地分类

以产地划分赤、白芍最早可追溯到《本草经集注》"今出白山、蒋山，茅山最好，白而长大，余处亦有而多赤"，意思是说产自江苏白山、蒋山、茅山的芍药为白芍，其他地区多为赤芍。首次从产地角度划分赤、白芍。

但是后来江苏的野生芍药都被采光了，就有了栽培品种。

清代《医学衷中参西录》也有"白芍出于南方，杭州产者最佳""赤芍出于北方关东三省"的记载。《药物出产辨》："白芍产四川中江、渠河为川芍，产安徽亳州为亳芍，产浙江杭州为杭芍；赤芍，原产陕西汉中府，向日均以汉口来之狗头芍为最好气味。"

可见，自 20 世纪初开始，赤、白芍的来源已与现在的划分非常相似。

（三）以加工方法分类

以加工方法划分赤、白芍始于明清。明末科学家方以智在《物理小识·十草木类》中记载了当时中药行业加工赤白芍的方法："今按山中种芍者，采根曝乾即赤芍，刮其根皮而蒸乾为白芍"，意思是说芍药根直接晒干就是赤芍，刮去根皮蒸熟晒干就是白芍。

1937 年《本草药品实地之观察》中记载了白芍在栽培产地去皮水煮的加工方法，已与今天完全相同。

1959 年《药材资料汇编》中对赤、白芍的划分也已与现在完全相同。《生药学》"古人以白花芍药称白芍，近代则以除去外皮的称白芍，连皮洗净晒干的称赤芍"，均可作为近代以产地加工区分赤芍、白芍的依据。

（四）以野生或栽培分类

历史上，芍药经历了野生到栽培，再到野生和栽培并存的过程。

《神农本草经》和《名医别录》中的芍药资源均取自野生；随着观赏芍药的出现，《本草经集注》中开始出现栽培品种的应用；到了宋代，赤、白芍同源于栽培芍药品种的现象已经蔚然成风。

经历了栽培药用的热潮之后，野生芍药品种开始受到推崇。如宋代《本草别说》有："今淮南真阳尤多，药家见其肥大，而不知香味绝不佳，故入药不可责其效。今考，用宜依《本经》所说，川谷丘陵有生者为胜尔。"意思是说，为了品相好，多加肥料，追逐利益，但药效难保证，根据《本经》记载，长在川谷丘陵的野生品质量为好。

《本草蒙筌》有记载："山谷花单叶，根重实有力；家园花叶盛，根轻虚无能。"也反映了栽培功效不如野生的现象。

一直到《医学衷中参西录》以后，文献开始明确记载野生芍药资源的利用，出现了野生芍药做赤芍，栽培芍药做白芍应用的局面，与现今应用相同。

从化学组成来看，白芍与赤芍非常一致，均以单萜苷类和多元酚类化合物为代表性成分。《中国药典》（2015 年版）中以两者共有的芍药苷作为各自的质控指标。白芍中芍药苷含量不得低于 1.6%，赤芍中芍药苷含量不得低于 1.8%，含量稍有差异，但不足以解释药效差异的原因。

二、存白留红两兄弟

（一）赤白兄弟今之划分

以上是本草文献中对赤、白芍的划分依据。现在赤、白芍怎么划分呢？

首先看一看《中国药典》（2015 年版）对两者的介绍。

白芍来源于毛茛科植物芍药 *Paeonia lactiflora* Pall. 的干燥根。夏、秋二季采挖，洗净，除去头尾和细根，置沸水中煮后除去外皮或去皮后再煮，晒干。

赤芍为毛茛科植物芍药 *Paeonia lactiflora* Pall. 或川赤芍 *Paeonia veitchii* Lynch 的干燥根。春秋二季采挖，除去根茎、须根及泥沙，晒干。

由此可见，是根据来源和加工方式不同划分赤、白芍。

首先看加工，加工的目的是为了品相：白芍让它更白，赤芍让它更红。

从土里刨出来的芍药根是黑褐色，品相不好看，怎么办呢？那就刮去外皮。但是刮去外皮切片晒干后，看上去还是偏红，而且如果晒干过程中不小心沾了水，颜色会变得更红。于是在反复的摸索中，终于发现了蒸煮的方法，芍药根经过蒸煮，就彻底变白了。所以就有了去皮蒸煮的白芍和不去皮、不蒸煮直接晒干的赤芍。

再来看基源划分标准，白芍和赤芍有一个共同的基源，即芍药。虽然基源相同，却又有点微妙的差异。事实上，传统认为商品中赤芍来源于野生芍药的根，白芍来源于栽培芍药的根。

至此，细心的同学可能会发现一个问题，如果栽培芍药的根不蒸煮也不去皮，直接晒干，算是白芍还是赤芍呢？这种加工品，就是市场上争议非常大的"黑白芍"。

由于赤芍多来源于野生，价格远远高于白芍，市场上有商家就喜欢用黑白芍充当野生赤芍来售卖出高价。

但是黑白芍算不算掺假呢？有研究证明，栽培芍药不煮也不去皮的根，芍药苷的含量可达到赤芍的标准要求，可以做赤芍用，但是功效上有没有差异就不得而知。

（二）形状迥异的赤白兄弟

再来看一看它们的性状特点。

白芍呈圆柱形，平直或稍弯曲，两端平截。表面类白色或淡棕红色，光滑或有纵皱纹及细根痕，偶有残存的棕褐色外皮。质坚实，不易折断，断面较平坦，类白色或微带棕红色，角质样，形成层环明显，射线放射状。气微，味微苦、酸。

赤芍呈圆柱形，稍弯曲，表面暗棕色或紫棕色，粗糙，有横向凸起的皮孔及纵沟纹，外皮易脱落，或皮部与木部脱离。质硬而脆，易折断，断面粉白色或粉红色，皮部窄，木部放射状纹理明显，有的有裂隙。

黑白芍切面一般比赤芍白，放射纹理和表面纵纹不如赤芍细密，断面没有野生赤芍的裂隙。

关于赤、白芍的鉴别，有人总结为：

毛茛白芍煮去皮，棕红质坚微苦酸。

赤芍红横凸皮孔，糟皮粉渣者为佳。

三、白补赤泻两兄弟

虽为兄弟之药，但赤芍和白药的作用却迥然不同。

（一）凉血活血话赤芍

赤芍是清热凉血药，味苦而性微寒，可清热凉血、清肝泻火、活血止痛。可以治疗温热病和血热证。

温热病，即人体感受了温热之邪导致的疾病，类似于西医的感染性疾病。

清代有个著名的医学家叫叶天士，他根据温热之邪由表及里的传变，将温热病分为卫、气、营、血四个阶段：卫分阶段类似于风热感冒；气分阶段表现为热盛之象，可有高热、大汗、大渴和脉洪大的表现；营分阶段为热入营阴，表现为晚上发热，早上热退；血分阶段表现为多部位的出血，出现斑疹密布。其中血分阶段的治疗方法为清热凉血、活血散瘀。赤芍就是一味治疗血分阶段的常用药物，因为赤芍既可以清热凉血，又可以活血散瘀。

赤芍还可以治疗血热证，主要的表现是各种出血，比如鼻子流血、齿龈流血、尿血、便血、吐血和咯血，这些在生地黄中已经提到过。

赤芍具有活血散瘀的功效，可以治疗各种瘀血疼痛症状，包括内科的胸腹疼痛、癥瘕积聚，妇科的经闭痛经，骨伤科的跌打损伤等。其中，赤芍的止痛效果特别突出，除了治疗瘀血导致的疼痛，还可以治疗其他的疼痛。

最后，赤芍因既可活血又可清热，常配合治疗各种痈肿疮疡；因善清肝火，可治疗肝火上炎导致的诸多疾病。

这就是赤芍，可凉血、活血、清肝和止痛。

（二）白芍之功

与赤芍不同的是，白芍是补虚药中的养血药，味苦、酸而性微寒，可以养血敛阴，柔肝止痛，平抑肝阳。白芍作为补血药，可治疗各种血虚证，但其作用并不显著，在补血方剂中仅作辅助的药物，不能作为主药。

那白芍擅长什么呢？白芍擅长平抑肝阳，治疗肝阳上亢。

肝阳上亢，属于本虚标实证，多见于中老年人，因为肝肾不足，阴无法制约阳，肝阳偏亢于上，主要表现是头晕和头痛。

在治疗肝阳上亢的时候，白芍还发挥了其止痛的功效，所以善于治疗肝阳上亢导致的头痛。又加上白芍药源丰富，价格低廉，所以治疗肝阳上亢证时，常常会见到白芍的身影。

与赤芍相同的是，白芍也有突出的止痛作用，可以治疗内脏、胁肋、脘腹或者肢体、肌肉和内脏的痉挛性疼痛，常常与甘草同用，有个很有名的小方子，叫芍药甘草

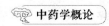

汤，只有白芍和甘草两味药物，甘草味甘，也可以缓急止痛。

最后，白芍还可以敛阴止汗，可以用于治疗自汗、盗汗。自汗是白天非生理状态下的出汗，没有活动，气温也不高，静静坐在那里，便会汗出，一般认为是气虚不能摄汗；盗汗我们学习过了，由阴虚导致，入睡后出汗，醒后汗止，汗液仿佛盗贼一样出现，所以名盗汗。

有一个很常用的方子叫桂枝汤，以桂枝和白芍组方，既可以治疗外感风寒表虚证，也善于治疗无法查明原因的各种出汗，效果很好。

（三）赤、白芍功效之异

白芍和赤芍虽是一对兄弟，但是作用却迥然不同。我们再具体比较一下，以便更好地了解和使用两兄弟。

白芍与赤芍在《神农本草经》通称为芍药。唐末宋初，才将二者区分。二者虽同出一物而性微寒，但前人谓"白补赤泻，白收赤散"，一语道破二者的主要区别。

一般认为，在功效方面，白芍长于养血调经，敛阴止汗，平抑肝阳；赤芍则长于清热凉血，活血散瘀，清泄肝火。在应用方面，白芍主治血虚阴亏、肝阳偏亢诸证；赤芍主治血热、血瘀、肝火所致诸证。

又白芍、赤芍皆能止痛，均可用来治疗疼痛。但白芍长于养血柔肝，缓急止痛，主治肝阴不足、血虚肝旺、肝气不舒所致的胁肋疼痛、脘腹四肢拘挛作痛；而赤芍则长于活血祛瘀止痛，主治血滞诸痛证，因能清热凉血，因此血热瘀滞者尤为适宜。

这时候，我们会产生一个疑惑，为什么同为兄弟，仅仅炮制方法不同，作用却有如此大的差别。这既会让我们感叹自然界的神秘，也会引发我们的兴趣，继续钻研，以解兄弟殊途之谜。

在使用上，两兄弟都有一些需要注意的地方。赤芍和白芍都不能与藜芦同用，十八反中有明确的规定。但因为藜芦在临床上很少用，所以基本触碰不到这种用药禁忌。赤芍活血之力显著，因此孕妇是不能使用的。

四、小结

芍药位列草本之首，其花更被人们誉为"花仙""花相""五月花神"，自古就是爱情之花，现已被尊为七夕节的代表花卉。

源于芍药的白芍和赤芍，虽然名为兄弟，有志同道合之处，即两者都性微寒，均具止痛之功。但赤芍善于凉血，清热，活血；而白芍却善于养血，柔肝，敛阴，平肝。

　　两味药物作用虽不相同，但是在临床上却常常配伍，成为"二芍"，共奏养血、活血之效，正所谓殊途同归。

　　最后，以一首咏颂诗来结束赤芍与白芍的话题：

　　少游诗中含春泪，退之不与争春华。

　　白收赤散利肝血，兄弟配伍将离花。

第五章　菌药也精彩

第一节　扑朔迷离话虫草

冬虫夏草的神秘，估计有一半来自于它的名称，藏语称为"雅扎贡布"，意为长角的虫子。清代袁栋在《书隐丛谈》中记述陕西出虫草："昔友饷余一物，名曰夏草冬虫，在夏则为草，在冬则为虫，故以是名焉。"字面上的意思就是冬天是虫，夏天是草，这一传奇式的名字为它的身世增添了神秘的色彩。

一、冬虫夏草的秘密

这种神话般的生活史，在我国历史上发现较晚，记载时间主要集中在清朝年间。

《本草从新》有："冬在土中，身活如老蚕，有毛能动，至夏则毛出土上，连身俱化为草。若不取，至冬复化为虫。"乾隆年间进士檀萃所著《黔囊》记载："夏草冬虫出乌蒙塞外，暑苗土为草，冬蜇土为虫。"《本草纲目拾遗》引《青藜余照》有："四川产夏草冬虫，根如蚕形，有毛能动，夏月其顶生苗，长数寸，至冬苗槁，但存其根。"《见闻续笔》中记载："扶滇时复得异卉数百种，其奇形异色，真有思议不及者。有冬虫夏草，冬则虫蠕蠕而动，首尾皆具；夏则为草，作紫翠杂色。山中人取其半虫半草者弩之，植物动物合为一气，何生物之奇也。"

蒲松龄在乡间做私塾教师时，曾写过一首诗：冬虫夏草名符实，变化生成一气通，一物竟能兼动植，世间物理信无穷。

一会儿是虫，一会儿是草，真有这么神奇的东西么？

在我国青藏高原海拔 3500～5000 m 的高山草甸上，年平均气温只有 1.5℃，最低气温 -22℃，这种严寒的环境中，生活着一种极其普通的昆虫叫蝙蝠蛾，深黄色蚕样的昆虫，生命力极为顽强，具有超强的耐寒能力，即使被冻僵，解冻后仍能复苏，恢复生机。这种生命力如此顽强的小昆虫，没有被恶劣的气候环境所"击倒"，反而常常遭遇其他生物的"暗算"。

每年七八月份，蝙蝠蛾会产下千千万万的卵，卵孵化成幼虫，钻入土中，在地下经过一次次蜕皮，逐渐长大，之后变成蛹，蛹羽化成蛾。在蝙蝠蛾的生活史中，99%的时间，大约4~5年是以幼虫的形态生活在土壤中，靠吃草根来生活，如果不小心被一种麦角菌科真菌感染，幼虫就会钻向地面浅层，在距地表2~3 cm的地方，头朝上尾朝下而死，而真菌孢子就在幼虫体内生长，使幼虫的虫体变成充满菌丝的躯壳，埋藏于土中，并且还保持着僵死的"虫"的外形，称为"冬虫"；到了次年春夏之交时，真菌从虫体顶部长出地面，发育成草状，小草的顶端逐渐生出深褐色的子囊壳，这就是"夏草"。由此可见，幼虫的躯壳与小草共同组成了一个完整的"冬虫夏草"，所以，冬虫夏草既不是虫也不是草，它是虫草菌寄生在蝙蝠蛾幼虫上的复合体。

当然，这里所谓的草，其实又叫子座，相当于冬虫夏草的生殖器官，子座成熟后，上边会长出很多子囊壳，子囊壳里边又有像种子一样的子囊孢子，孢子成熟以后，会向外弹射。在孢子播散前，子座会逐渐膨大，地下虫体部分不断往上输送营养供子座生长，开始变得干瘪，这个时候的虫草质量稍逊，所以冬虫夏草的最佳采收时间是子座成熟前。

这就是冬虫夏草冬天为虫，夏天为草的秘密。

二、软黄金的秘密

如此神奇的一味中药材，它的价值肯定不菲。无可争议的一个事实是冬虫夏草目前已被炒到每千克三十万元到四十万元，比黄金的价格还要昂贵，在民间曾有"一两虫草三两金"的说法，因此，它又被誉为"黄金草""软黄金"。

（一）可遇不可求之软黄金

冬虫夏草身价倍增的原因，与其苛刻的生长条件密不可分。冬虫夏草是高海拔地带的一个特有物种，目前世界上只有尼泊尔、不丹、印度和中国四个国家有分布，中国是冬虫夏草的主产国，产量占世界产量的95%以上。

冬虫夏草价格昂贵还有一个更重要的原因，就是人工培养比较困难。中国传统的三大滋补品种中，人参和鹿茸都可通过人工种植或养殖获得，而冬虫夏草至今无法人工培养，也就是说真正意义上的冬虫夏草是天然、野生，有限的产量迫使其价格节节攀升。

采集困难也是冬虫夏草成为"软黄金"的原因之一。这里的采集指的是采收时间要拿捏得恰到好处，采收方法要得当。

清朝李心衡的《金川琐记》对此有详细描述："俗称虫草初生,抽芽一缕如鼠尾,长数寸,无枝叶,杂生细草中,采药者须伏地寻择,因芽及根。虫性未变,头嘴倒植土中,短足对生,背有蹙屈纹,棱棱可辨,芽从尾苗,盖直僵蚕,非仅形似也。然剖之,已成草根。每岁唯四月秒及五月初可采,太早则蛰虫未变,太迟即变成草根,不可辨识矣。"意思是说冬虫夏草刚长出地面时,露出地面的子座像老鼠尾巴一般短,因为没长枝叶,杂生在草丛中,不容易被发现,采挖人寻找时需趴在地上,匍匐前行,仔细观察,通过发现地上部分才能找到埋在地下的虫草。这时挖出的虫草头嘴朝下,草从虫的尾部伸出,虫体背部有环纹,与僵蚕非常相似,但是剖开后发现虫体已成草状枯萎。每年挖虫草的时间只有农历四月末至五月初很短的一段时间,太早则虫草没成形,太晚则变成草。

不知道同学们有没有注意到,李心衡的这段描述中有一个错误,"头嘴倒植土中""芽从尾苗",应该是头嘴朝上,芽从头出。

事实上,冬虫夏草的采挖时期与海拔高度有关。一般来说,高原积雪融化的时候便是采挖冬虫夏草的时节。在海拔较低或纬度较低的地带,夏天来得早,冬虫夏草生长比较早,而在高海拔或纬度较高地带,气温较低,冬虫夏草生长较晚,所以随着海拔高度的上升和纬度的增加,采挖冬虫夏草的时间逐渐推迟。

所以,冬虫夏草适宜的采挖时间通常集中在 4 月下旬到 7 月初。

前边讲过采挖的最佳时间是在子座成熟前,一般将冬虫夏草按照采收时间不同分为头草、二草和三草。按照冬虫夏草的有效成分是中国被毛孢菌丝体及其代谢产物来判断,头草和二草品质较好,三草因僵虫干瘪腐烂,药用价值逐渐降低或消失。冬虫夏草出土后生长非常迅速,子座一天之内即可长至 4~5 cm,这时采挖的称为"头草",第二天子座能迅速长 4~5 cm,也就是二草,三天以上的子座疯长,这时采挖的虫草基本没有了药用价值。所以说,只有把采收时间把握准了,才能采挖到优质的虫草。

一般来说,刚挖出的虫草会有一层"白膜"。这是因为"虫"死后,虫体失去免疫力,无法抵抗其他杂菌的入侵,导致虫体及表面会有其他杂菌共生,这些杂菌形成的"菌丝"就变成了冬虫夏草表面的白色"绒毛",并与土壤黏结成一层膜皮。

生于雪原、亦虫亦草、数量稀少、难于采挖,这一切都使得冬虫夏草被冠上了"珍稀药材"的名号。

(二) 滋补佳品话虫草

冬虫夏草主要分布在我国青藏高原,所以最早被作为一味藏药记载。它的用药历史可追溯到一千三百年以前。公元 710 年,金城公主嫁到西藏,带来了大批医药人员和书籍，其中就有我国现存最早的藏医学著作《月王药诊》，书中首次记载了冬虫夏草用来治疗肺部疾病史料。公元 780 年《藏本草》也记载了冬虫夏草具有"润肺、补肾"功效。这可能是我国最早关于冬虫夏草药用价值的记载。

后来，随着汉藏两族人民的不断交流，冬虫夏草开始传入中原。1615 年，明朝内府大御医龚廷贤的《寿世保元》记载："味甘性温，虚劳咯血，阳痿遗精。"1694 年，清朝汪昂的《本草备要》也有记载："甘平，保肺益肾，止血化痰，已劳咳。"后来的《本草从新》《药性考》《本草纲目拾遗》等多部本草都有记载。

1951 年，《本草用法研究》将冬虫夏草功效总结为："此物一虫一草，一热一寒。夏草性寒，单用令妇女绝孕无子；冬虫性热，壮命火，益精髓，补肺肾，实腠理。两者同用则甘，无毒，养肺益阴，化痰，益气，止血，治劳嗽膈症，诸虚百损。"正因为如此，在历史上冬虫夏草多被一些达官贵人使用。

冬虫夏草味甘，性平，入肺、肾经，具有益肾壮阳，补肺平喘，止血化痰的功效，用于肾虚腰痛，阳痿遗精，肺虚或肺肾两虚引起的久咳虚喘，劳嗽痰血等症。

除了医药学专著记载外，冬虫夏草的滋补作用在民间也广为流传。

清朝的《文房肆考》中曾有过这样一个记载：古代有个名叫孔裕堂的人，他的弟弟患虚弱症，出汗极多，但又怕风怕冷，即使是炎热的夏天，房门紧闭，处在帐中，仍然有怕风怕冷的感觉。得病三年，医药无效，病情愈来愈严重。后来有位亲戚从四川来，送他三斤虫草，他每天用虫草与肉类炖食，竟然一天天好起来，不久就痊愈。后来发现这种食疗方法对于这类病症非常有效。

当然，冬虫夏草并不是包治百病的灵丹妙药，它只适用于肺虚、肾虚或肺肾两虚引起的各种病症。而感冒引起的咳嗽或其他急性咳嗽，就不适合用冬虫夏草来治疗。在治疗老年性慢性支气管炎时，也只能在无痰或少痰时服用。另外，它的益肾功能也只限于轻微的肾功能下降，对于肾功能衰竭者则没有什么效果。

除了药用外，冬虫夏草的食疗方法中，尤其以虫草炖鸭最滋补。据说这味美食还曾治好了武则天的病。晚年的武则天体衰多病，尤其是咳嗽不止，太医都束手无策，后来御膳房的师傅做了冬虫夏草全鸭汤，每天给武则天喝一盅，一个多月后，咳嗽痊愈。

清代朱排山的《柑园小识》中记载："与雄鸭同煮食，宜老人。"1791 年，徐昆《柳崖外编》有："和鸭肉炖食之，大补。"李心衡的《金川琐记》有"同鸭煮，去滓食，益人。"

《本草纲目拾遗》中记载有冬虫夏草炖老鸭法："用夏草冬虫三五枚，老雄鸭一只，去肚杂，将鸭头劈开，纳药于中，仍以线扎好，酱油酒如常，蒸烂食之。其药气能从头中直贯鸭全身，无不渗浃。凡病后虚损人，每服一鸭。可抵人参一两。"

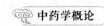

有同学可能会问：为什么食疗方中都是虫草鸭，没有虫草鸡呢？根据中医的理论，鸡属于火禽，性偏于温补，所以温补的鸡和温补的虫草配伍在一起，温热性就更强了，对于治疗阴虚肺痨显然是不适合的；而鸭属于水禽，本身具有滋阴、清补功效，所以用于肺痨非常合适。

三、药食进补鉴虫草

了解了冬虫夏草的生活习性和功效，再来看一看冬虫夏草的性状特征。

关于冬虫夏草的鉴别，老药工总结为：上草下虫，虫实草空；虫有足纹，草顶稍膨。

整体来看，冬虫夏草由下部的"虫"和上部"草"两部分组成。而关于虫的鉴别，又有"头红足八环三一"的口诀。

虫体似蚕，头部呈黄红色，被子座基部整个包被，露出的眼睛呈红棕色，简称"头红"。虫体有足8对，近头部3对，中部4对明显突出，近尾部1对。虫体土黄色至黄棕色，共约有20~30条明显的环纹，环纹清晰有规律，3个小环和1个大环相间排列，称为"一宽三窄"或"环三一"。大环的中央与身体下部的步足相对。断面类白色，有黑色V字型或黑点状的消化腺。

还有一个重要的鉴别特点，虫草的头部下方有明显的颜色突变。据说幼虫蜕皮的时候身体最虚脱，这时真菌乘虚而入，而蜕皮是从前往后褪，刚好蜕到头部时被感染，所以出现了突变的颜色。

而关于草，也就是子座，呈深棕色至棕褐色，细长，圆柱形，顶端稍膨大，一般来说，子座短者、虫体肥壮者质量较好。

由于冬虫夏草价格昂贵，以伪充真、以次充好的现象时有发生。如何进行鉴别呢？

首先可以闻气味，好的虫草有草菇或香菇的腥味，伪劣品则没有这种腥味。其次看颜色，好的虫草表面为淡黄色至黄棕色，而经常用来冒充正品的亚香棒虫草表面为灰黄色或灰褐色，凉山虫草表面则为暗红棕色，新疆虫草表面为紫褐色，这三种均非正品。最后从虫体状况来看，正品虫体上的环纹数量为20~30个，伪劣者环纹有时多，有时少；伪劣虫草身体中部的4对足有时也不明显。

另外，还有商家会将断裂的虫体用牙签串起来以次充好。更有甚者，一些商家为了谋利也常采用在虫草身上插铅条、灌铅粉、熏水银等办法来增量，导致人们服用后重金属中毒的现象时有发生。

最后，聊一聊大家很关心的冬虫夏草服用问题。值得注意的是，冬虫夏草是一种中药，它不是普通的食品，也不能够随便食用。

早在 2010 年，原国家食品药品监督管理总局就曾发布冬虫夏草不得作为普通食品原料的通知。2016 年春节过后，又发布了两则跟冬虫夏草相关的提示和公告。第一则是《总局关于冬虫夏草类产品的消费提示》，指出市场上冬虫夏草、冬虫夏草粉及纯粉片中砷含量检测结果为 4.4 ~ 9.9 mg/kg，远远超出保健食品国家安全标准中砷 1.0 mg/kg 的限量值，长期服用砷含量超标的冬虫夏草，其危险性不言而喻。业内人士分析，冬虫夏草重金属超标，一方面跟中成药加工方式有关，也不排除制作时添加重金属粉末增重等不法行为存在；另一方面，也跟土壤、水质、空气污染有关，导致天然中草药本身就重金属含量超标。第二则公告《总局关于停止冬虫夏草用于保健食品试点工作的通知》将冬虫夏草移出了保健食品的名单。这意味着，冬虫夏草既不能作为保健品，也不能作为食品使用，只能作为药品使用。

四、小结

最后，以一首咏颂诗来结束冬虫夏草的话题：
孤标傲世高原隐，跪寻得到值万钱。
动植双态珍稀物，扑朔迷离虫草身。

第二节　四时神药话茯苓

很多朋友对茯苓的认识，源于老北京风味小吃茯苓饼，一种看上去薄如蝉翼、吃起来柔腻绝伦的传统宫廷点心。

茯苓饼暂且不表，先从茯苓霜说起，《红楼梦》第六十回"玫瑰露引来茯苓霜"一节中记载了一件冤假错案。柳家的哥哥恰是荣国府的门官，有幸得到了广东官员送给主子的一大包茯苓霜，于是他媳妇分出一小包给柳家，柳家女儿柳五儿身体虚弱，正好可以享用。却不想，接下来就是因为这么一包茯苓霜，弄得整个大观园里沸沸扬扬，直到后来抄检大观园、撵出司棋、赶走晴雯，都跟茯苓霜有关。

这个茯苓霜到底有什么好，值得广东的官员千里迢迢送过来，值得《红楼梦》里的男男女女如此兴师动众呢？

这要从主要原料茯苓开始说起。

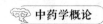

一、药食两用话茯苓

（一）历代养生之茯苓

所谓茯苓霜就是将鲜茯苓去皮，磨浆，晒成的白色粉末。这种粉末色如白霜，质地细腻，因而得名"茯苓霜"，《红楼梦》中说它是"怪俊的白霜儿"，就是最为生动逼真的描述。

曹雪芹还借人物对话有声有色地介绍了茯苓霜的吃法："第一用人乳和着，每日早起吃一盅，最补人的，第二用牛奶子，万不得，滚白水也好。"意思是说用牛奶或开水将茯苓霜冲化、调匀，于每日晨起吃上一盅，并用一句"最补人的"来概括了茯苓霜的功效。

现在看来，茯苓中含有大量人体极易吸收的多糖类物质，能增强人体的免疫功能，所以具有"最补人"的功效。

此外，《红楼梦》中还多处写到茯苓，如黛玉吃的人参养荣丸，秦可卿吃的益气养荣补脾和肝汤中都有茯苓。

除了茯苓霜，民间还有茯苓膏、茯苓饼、茯苓酥等传说。

茯苓饼据说是大才子苏东坡的发明和所爱，在他的《东坡杂记》中记述了茯苓的食用方法"以九晒九蒸之胡麻，用茯苓加白蜜少许，为饼食之，日久气力不见衰，百病自去"。

到了清代，有一次，慈禧太后病重，没有食欲，太医们既要治病，又要改善她的胃口，就创作了改良的茯苓饼。这种改良的做法取自三种食材，分别是八百年前《儒门事亲》记载的"茯苓四两、白面二两、水调作饼，以黄蜡煎熟"的煎饼，"薄若蝉翼、柔腻绝伦"的秦人制小锡罐西饼，及两张薄饼中间夹以蜂蜜、香料、核桃仁、松子仁、瓜子仁的封糕。取三种食材所长，做成了满如月、白如雪、薄如纸的茯苓夹饼，就是我们今天所食用的茯苓饼的雏形。

而茯苓膏据传是为了调理康熙饮食而研制出来的。幼时的康熙，患过天花，身体十分虚弱，不喜饮食，且经常腹泻，四肢倦怠，懒于言语。御医们认为茯苓利水渗湿、补脾宁心、平火止泻、开心益气，久服还可延年，于是研制出了以茯苓为主的"茯苓膏"，结果小康熙一吃，就爱上了这种风味独特的点心。于是，"茯苓膏"就成了著名的宫廷食品。

此外，还有茯苓粥和茯苓酥等食品的记载。

宋代《图经本草》有：将茯苓制成粉末，浸在酒和蜂蜜中，封月余，就成了味美

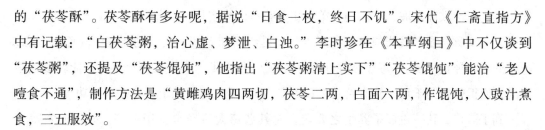

的"茯苓酥"。茯苓酥有多好呢，据说"日食一枚，终日不饥"。宋代《仁斋直指方》中有记载："白茯苓粥，治心虚、梦泄、白浊。"李时珍在《本草纲目》中不仅谈到"茯苓粥"，还提及"茯苓馄饨"，他指出"茯苓粥清上实下""茯苓馄饨"能治"老人噎食不通"，制作方法是"黄雌鸡肉四两切，茯苓二两，白面六两，作馄饨，入豉汁煮食，三五服效"。

由此可见，茯苓具有药食两用的功效。

除了食用外，茯苓还有美容的功效。《本草品汇精要》曰："白茯苓为末，合蜜和，傅面上疗面皯皰及产妇黑皰如雀卵。"茯苓美容的功效现在也一直在应用，国内某大型购物网站上就有多款茯苓美容面膜的出售。

无论是茯苓饼也好，茯苓霜也罢，它们的主要成分都是茯苓。

（二）灵气化生出茯苓

茯苓，因为常寄生在马尾松或赤松的根部，又有松苓之称。早在 2000 多年前的《淮南子》中就有"千年之松，下有茯苓，上有菟丝"之说。唐朝诗人李商隐也有"碧松之下茯苓多"的诗句。

茯苓的寄主马尾松是一种高大雄伟的阳生树种，喜光，喜温，却不耐阴凉，而同根生的茯苓则喜阴湿，不喜阳光。两者一阴一阳，一柔一刚，恰如一对恩爱相守的夫妻，可称得上是茯苓的一大趣谈。

松为长寿之星，古人认为茯苓乃"松根灵气结成"，恰如葛洪《神仙传》中"老松精气化为茯苓"之说。所以，茯苓自古以来就被视为长生不老药。葛洪《抱朴子》就曾记载了这样一个传说：有一个叫任子季的人，连续服用茯苓 18 年，不仅有了隐形之术，身体和面孔也如美玉一般娇润，最后吸引天上的玉女都跑来与他相会。孙思邈《枕中记》记载："茯苓久服，百日病除，两百日昼夜不眠，两年役使鬼神，四年后玉女来侍。"

当然了，这些传说都无迹可考，却反映了茯苓有养生增年的功效。

纵观茯苓的发展历史，历代医家、道家，特别是养生家都对它推崇备至。

《神农本草经》记述："久服安魂养神，不饥延年。"

到了南北朝时期，服用茯苓以求长生已经蔚然成风。陶弘景称茯苓是"通神而致灵，和魂而炼魄的上品仙药"。当他辞官隐退时，梁武帝即令"每日赐茯苓五斤，白蜜二斤，以供服饵"。

到了唐宋，食用茯苓之风更盛。诗人贾岛《赠丘先生》有："常言吃药全胜饭，华岳松边采茯神。"

宋代文学家苏东坡、苏辙两兄弟则更是茯苓的忠实粉丝。苏辙专门做了《服茯苓序并引》一文称赞："服茯苓可以固形养气，延年而却老者。久服则能安魂魄而定心志，颜如处子，神止气定。"苏东坡在《服茯苓赋》中赞其"莫道长松浪得名，能教覆颜两眉清；便得径天同千尺，知有奇功似茯苓"，淋漓尽致地展现了茯苓的养生功效。

到了清代，茯苓更成了养生之要药，尤其慈禧太后经常食用茯苓，并以此赏赐大臣。有研究显示，慈禧太后使用的养生补益药共 64 种，其中使用率最高的一味便是茯苓。

据统计，汉唐以来的 200 多个传统中医精华方剂中，使用茯苓的占了五分之一。由此可见，茯苓真可谓医家推崇之物。

如此神奇的茯苓到底是种什么东西，它长什么样子呢？

二、松根上的茯苓

茯苓来源于多孔菌科真菌茯苓 *Poria cocos*（Schw.）Wolf 的干燥菌核。它没有固定的形状，是抱松根而生的一块状物，《诗经》里有"山有榛，湿有苓"，说明它长在阴湿的地下，只为松根而生。

茯苓有野生和栽培两种，野生者以云南为著，有"云苓"之称，栽培者以安徽为主产地，有"安苓"之称。

野生茯苓常在 7 月至次年 3 月采挖，人工栽培者于接种后第二年 7~8 月采挖。挖出后除去泥沙，堆置"发汗"，然后摊开晾至表面干燥，再"发汗"，反复数次至出现皱纹、内部水分大部散失时，再阴干，称为"茯苓个"。鲜茯苓去皮后切片，称为"茯苓片"，切成块称为"茯苓块"，切成丁称为"茯苓丁"，中间有松根者称为"茯神"，外层的皮称为"茯苓皮"，除去茯苓皮后，有的内部显淡红色者为"赤茯苓"，切去赤茯苓后的白色部分为"白茯苓"。

茯苓个没有固定的形状，通常呈类球形、椭圆形或不规则块状，长相庞大而臃肿，大小不一，体重从三四斤到二三十斤不等。外皮薄而粗糙，棕褐色至黑褐色，有明显隆起的皱纹。体重，质坚实，不易破裂，断面不平，呈颗粒状，有的具裂隙或中间抱有松根。

茯苓虽然很常见，却有着很长的掺伪造假历史。

唐代文学家柳宗元曾罹患胸腹胀痛，心悸不安，拜求医生看病，医生诊断完后开了茯苓。结果，他买了药，吃下后，病情反而加重了，遂责怪医者。大夫找来丢弃的药渣一看，原来是街上有人以老芋头冒充茯苓赚钱。于是柳宗元专门撰写了《辨茯苓文并

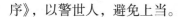

序》，以警世人，避免上当。

　　目前，市场上茯苓造假现象也不少见，伪品茯苓多是加工伪造，有的用面粉加少量茯苓粉和匀晾干，切成方形的茯苓，伪充茯苓。这种情况就需要仔细观察，可见表面色泽略有不均匀，入口尝略有甜味，无粘牙感。还可以放在锅内边煮边泡，假茯苓很快就散开化掉了，而正品茯苓则非常坚硬，不容易煮透，形状不变。

　　以上就是关于茯苓养生、茯苓来源、茯苓商品规格的介绍。

三、秉性平和的谦谦君子

（一）茯苓之功

　　茯苓何来养生之效呢？

　　茯苓甘、淡，平，归心、肺、脾、肾经，生于腐烂的松树根旁，因古人对松树有敬仰之情，加之其有养生之功，因此原名伏灵，后更名为茯苓。

　　茯苓整个生命过程都伏藏于地下，不外透生苗，无枝、无叶、无花、无果，其气集中于地下，所以药性主下行。因为性善下行，入肾、膀胱经，可以利小便，入心经，可以宁心安神。

　　茯苓首先可以利水渗湿，善于治疗各种水湿内停，包括水肿、痰饮，无论寒热，无论虚实，茯苓都可以使用。这是为什么呢？因为茯苓不但可以利水，还可以健脾。

　　水湿的产生与脾的功能失调关系密切。脾主运化，即是把体内的水谷精微和水液运送到身体各处。但是一旦脾的运化功能失调，就会导致水湿内停，可出现水肿，小便不通畅；也可形成痰饮，四处为患。痰饮为患，可以有多种表现，痰阻于胃，导致恶心呕吐；痰阻于心，导致心悸；痰阻于肺，导致咳喘；痰蒙清窍，导致头晕目眩等。这些症状都可以用茯苓配合治疗，因为茯苓既能利水，又能健脾，但力弱。

　　茯苓可以健脾，适用于治疗脾虚证，可以表现为不欲饮食，或有水湿内停。

　　因为茯苓力弱，所以常常配伍其他的补虚药，比如配伍人参和白术组成很有名的健脾方剂——四君子汤。我们一直称梅、兰、竹、菊为"四君子"，后世以此借喻圣人高尚的品德。而人参、白术、茯苓、甘草四味药物均补而不峻、温而不燥，正如梅、兰、竹、菊，呈现君子之态，所以名四君子汤。四君子汤是健脾益气的基本方剂，茯苓在其中既可以助人参、白术补气健脾，也可以助白术利水，是辅助之佳品。

　　茯苓的最后一个作用是安神，即宁心安神，可以治疗心神不宁，心悸，就是非生理状态下的心慌，严重的即为怔忡，还可以表现为失眠、健忘和多梦等。

　　所以，茯苓的主要功效就可以总结为6个字：健脾、利水、安神，但是作用都

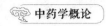

不强。

此外，正如刚才所提及的，茯苓还有一定美白润肤的美容功效。

（二）茯苓之用

茯苓为干燥菌核入药，菌核自内而外，根据部位和特点不同可分为四个部分，即茯神、白茯苓、赤茯苓和茯苓皮，各有特点。

茯苓皮在最外层，作用可达皮肤，专能行水，功擅利水消肿，也就是皮肤水肿。这一点，很符合中医取类比象的思维方式，正如《本草备要》所言"以皮行皮之义"。

赤茯苓为削去外皮后的淡红色部分，药性偏凉，功能渗利湿热，主治湿热内盛之小便不利。

白茯苓为切去赤茯苓后的白色部分，功能渗湿健脾。

茯神为白茯苓中心抱有细松根者，切成方形薄片，功能宁心安神，适用于心悸怔忡、失眠健忘等症。因其功效广泛，不分四季，能与各种药物配伍，又名"四时神药"。

茯苓药性缓和，可药食两用，因此可以制成茯苓饼、茯苓霜，或是用茯苓做成其他的各种面食，尤其适用于脾虚之人。

但茯苓入煎剂时，应先煎或打碎入煎，以促进有效成分煎出。

茯苓还有一种有争议的炮制品，就是朱茯苓。因认为朱砂是安神要药，以朱砂炮制的茯苓，不但颜色好看，宁心安神作用更强。具体的炮制方法是取茯苓块以清水喷淋，稍闷润，加朱砂细粉撒布均匀，反复翻动，使其外表粘满朱砂粉末，然后晾干（每茯苓块 50 kg，用朱砂粉 1.5 kg）。

但朱砂有毒，入丸散，不入煎剂。朱茯苓则入煎剂，水煮之后，朱砂散落锅底，经过高温，可分解出汞，对人体有害。因此并不提倡使用朱茯苓这种炮制品。如果需要用朱砂增强茯苓的作用，可以茯苓、朱砂共入丸散。

四、小结

由此，我们就全面了解茯苓，这寄生在松树上的一团灵气，秉性平和，犹如君子。

茯苓，可食疗，可药用，可利水，可健脾，可安神，极具养生之功。

最后，以一首咏颂诗来结束茯苓的话题：

身藏厚土伴青松，淡甘平和君子情。

利水健脾安神经，四时仙药称茯苓。

第六章　多彩的动物药

第一节　会生孩子的爸爸

我们知道世界上的宝宝一般都是妈妈生的，有没有不是妈妈生的呢？你可能会说，有，孙悟空。没错，孙悟空没有妈妈，他是从石头缝里蹦出来的。除此之外还有没有不是妈妈生的宝宝呢？你可能会很好奇了，除了妈妈外谁还能生孩子呢？那就是爸爸。自然界中有这样的生物么？有，就是今天要聊的海马和海龙。

这里的海龙和海马，不是神话传说中呼风唤雨、叱咤风云的神龙和一日千里、嘶鸣驰骋的骏马，而是两种鱼类。

一、海洋"杀马特"

（一）奇特的鱼类

先来看一看海马。

传说海马是大禹治水时代的产物。大禹治水被茫茫洪水所困，正着急时，水面突然出现一匹神马，躬身屈足，请大禹乘坐，从此大禹有了水中坐骑，不再害怕水路险阻，洪水退尽后，那匹神马恋恋不舍地独自回到了大海里，时过境迁，斗转星移，它的身体逐渐萎缩，就变成了我们今天看到的样子：直立在水中，引颈遥望陆地上的主人。

虽然海马看起来不像任何一种鱼类，但它的确是鱼类。它们用鳃呼吸，用鳍游泳，属于刺鱼目，海龙科，暖海生小型鱼类，全世界都有分布，以热带种类和数量较多。在我国主要分布在广东、海南、台湾等省的沿海区域，尤其是海南岛四周沿海和西南沙群岛近海，都十分适宜它的繁衍生长，据统计共有十余个品种。

虽然属于鱼类，但跟一般的鱼相比，海马的游泳水平可谓十分差劲。与其他鱼类靠扭动身体和挥动鱼鳍快速游动不同，没有胸鳍和腹鳍的海马只能靠背鳍来缓慢前进，所以它的游泳姿势非常奇特：身体直立，马头与身体垂直向前掌握方向，身后拖着一条逐渐变细的尾巴。因为不擅长游泳，海马不经常游动，喜欢生活在珊瑚礁的缓流中，常常将尾巴缠绕在海藻等水生植物上或插进泥里，以防被冲走。迫不得已需要游动的时候，它会游一段距离后寻找其他物体附着。海马爸爸尤其懒惰，通常只在几米的范围内活动，而海马妈妈的活动范围要比它大百倍。所以，海马虽然有"海中之马"的称号，行动能力实在不敢让人恭维。

除此之外，海马还有很多令人惊奇的特征。比如它没有嗅觉，没有牙齿，没有胃，嘴巴又小，不能张开，只吃活饵，还是一种肉食动物，不善于游泳又不能快速捕食，它是如何在弱肉强食的海洋中生存下来的呢？

与其他种类鱼靠嗅觉和味觉共同作用不同，没有嗅觉的海马只能够依赖眼睛。海马的两只眼睛虽然深陷，却可以独立活动，互不干涉，能分别向上下、左右或前后转动。除了蜻蜓和变色龙之外，这是其他动物所不能做到的，这一特点也决定了海马的眼睛可以"各司其职"，即一只眼睛专门用来监视敌人，另一只则用来寻找食物。

它嘴巴太小的缺点可用长长的下巴来弥补。在漫长的历史长河中，海马的下巴最终演化成了长长的管状，这样就可以直接吸食小的食物，以便将它们整个吞下。由于没有胃，海马必须不停地吃东西来保持体能。

就是这样一种奇怪的生物，却拥有世界上最勇敢、最温柔的爸爸。

（二）温柔的"奶爸"

海马爸爸虽然不陪孩子们一起玩耍，也不帮助它们完成家庭作业，但是却有一个方面胜过人类，那就是生育后代。

每年春夏之交，雌雄海马便开始相互追逐，寻找"伴侣"。一旦情投意合，它们就结为夫妻。海马妈妈开始造卵，这个造卵的过程很需要能量，几乎用尽了她所有的力气，所以就当不成"孕妇"了，"怀孕生孩子"的任务只能由海马爸爸来承担。

海马爸爸腹部和尾巴交界处有一个袋子，称为"孵卵囊"或"育儿袋"。在海马妈妈造卵的过程中，海马爸爸不时地向育儿袋中充水，使之膨胀，并打开裂口，待卵成熟后，它们腹部相对，海马妈妈通过裂口细心地把卵排到爸爸的育儿袋中，与此同时，海马爸爸也排出精子，使卵在育儿袋中受精。此后，雄海马就担起了妈妈的角色，开始孕育孩子。经过20天左右的"孕育"，小海马发育完全，海马爸爸开始"分娩"，这时它会把尾巴缠绕在海藻上，依靠肌肉的收缩，前俯后仰，每后仰一次，"育儿袋"便张开一次，将小海马一尾接一尾地弹出体外。

一般来说，海马爸爸一次性能"生"出一百到一千只小海马。刚出生的小海马不足1 cm，非常脆弱，很容易成为其他海洋生物的食物，只有极少数能存活下来。存活下来的小海马也不给爸爸妈妈添麻烦，自己就独立生活。

在爸爸"怀孕"的时候，妈妈开始制造新一批的卵。等爸爸生下小海马，新一批卵也就成熟了，开始新一轮的怀孕，有时快到上午刚"生"完孩子，晚上接着"怀孕"。

海马对婚姻十分忠诚，它们通过怀孕期间每天的探视来培养感情，生育完宝宝后会继续寻找原配接着生育，不会浪费时间去寻找新配偶，更拒绝"婚外情"。它们这种典型的"一夫一妻制"生活在鱼类中是非常独特的。

之所以爸爸生孩子，是因为在海洋世界里，海马非常弱小，除了伪装外，几乎没有抵御外敌的能力，更无力保护产在体外的受精卵，最好的办法就是把它们藏在体内，带着它们一起躲起来。我们知道海马不擅游泳，只能靠伸出长嘴吸食浮游生物，这种守株待兔式的觅食方式使得它们只能摄入很少能量，而制造卵又几乎耗尽了海马妈妈所有的能量，所以，这项工作只能由爸爸来承担。

其实，所有这些貌似怪异的生育行为，都是为了在严酷的条件下尽可能多地产卵，又尽可能多地保证卵的存活率，是在特殊的生存环境中为了追求后代利益最大化，而形成的一种最"合理"的生存策略。

自古以来，海马就因奇特的身体外形而闻名。古人因为认识的局限性，对它的认识也多有偏颇。陶弘景认为："是鱼虾类也。状如马形，故名。"陈藏器有："海马出南海。形如马，长五六寸，虾类也。"寇宗奭有："其首如马，其身如虾，其背伛偻，有竹节纹，长二三寸。"《本草新编》也认为"亦虾属也"。

其实，海马隶属于鱼纲，海龙科，但事实上它是最不像鱼的鱼类，它集合了马、蜻蜓、虾、象四种动物的特征于一身，有马形的头，蜻蜓的眼睛，跟虾一样的身体，还有一个像象鼻一般的尾巴，头与身体成直角的弯度，以及垂直游泳的方式。

海马的颜色也是一个非常有趣的现象。宋朝《圣济总录》有：雌者黄色，雄者青色。现代研究发现这种说法是不科学的。海马体表颜色受海马品种，生态环境，食饵，海马所处生长时期等多种因素影响。比如同一种海马在不同的海域内颜色有所不同，或黄褐色，或黑色；在发情期，雄海马体色可以从青黑色转为淡黄色。

二、补肾助阳话海马

（一）海洋"人参"

了解了海马的生活习性，接着来看看它的功效。

海马是一味名贵的滋补类中药，素有"北方人参，南方海马"之说。在我国具有悠久的药用历史，主要作为女人难产和男人壮阳的一味药材来使用。明代以前主要用于难产，起催产的作用。如《本草经集注》有"海马，主易产"；《本草拾遗》有"主妇人难产"；《本草图经》有"妇人将产，不尔临时烧末饮服，亦可手持之"；《南方异物志》有："妇人难产割裂而出者，手握此虫，如羊之产也。生物中羊产最易。"

明朝之后，海马的功效得到了扩大。如李时珍的《本草纲目》记载："暖水脏，壮阳道，消瘕块，治疗疮肿毒"；《本草新编》有："入肾经命门。专善兴阳，功不亚于海狗，更善堕胎，故能催生也"；《海南介语》有："主夜遗"；《本草求真》有："主下胎催生，及佐房术之用也。"由此可见，除了催产外，海马还有暖肾助阳、消肿散结，治疗肾虚遗尿的作用。

随着西医技术的快速发展，现在海马已经很少用于难产了。中医认为，海马味咸、甘，性温，入肝、肾经。除了上述记载的补肾壮阳，温通血脉，活血散结，消肿止痛外，还增加了止咳平喘，消炎止痛，镇静安神，强身健体和对抗癌症，治疗跌仆损伤等功效。

（二）花样海马

再来看一看海马的品种。

关于海马的品种，赵学敏引《百草镜》有："小者长不及寸，名海蛆，不入药"，由此可见我国古代早期使用的海马是除小海马之外的南海海域的各种海马。明朝李中立《本草原始》有："似海马而小者，名海蛆，又名海蝎子，亦呼小海马。妇人难产，带之于身，甚验。临时烧末饮服，并手握之，即易产。"可见，明代开始将小海马也收载使用。清代逐渐发展到我国海域内的各种海马。《中国药典》（2015年版）则规定海马来源于海龙科动物大海马 *Hippocampus kuda* Bleeker、线纹海马 *Hippocampus kelloggi* Jordan et Snyder、刺海马 *hippocampus histrix* Kaup、三斑海马 *Hippocampus trimaculatus* Leach 和小海马 *Hippocampus japonicus* Kaup 的干燥体。

这几种海马怎么区别呢？我们分别来看一看。

线纹海马：体长可达30 cm，黄白色，头略似马头，有冠状突起，具管状长吻，两眼深陷。躯干部七棱形，尾部四棱形，渐细卷曲，体上有瓦楞形的节纹并具短棘。典型的"马头、蛇尾、瓦楞身"。特点是体侧有不规则或呈纹状的白色斑点及线纹。

大海马：体长达30 cm，黑褐色。特点是尾部骨环数有35个，头部及体侧有细小暗色或银白色斑点。

三斑海马：体长达20 cm，黄白色，颊刺钩状。雄性三斑海马体侧背部1、4、7节的短棘基部各有一黑斑。雌性三斑海马体侧背部1、4、7节的短棘基部黑斑不明显，但棘突发达。

刺海马：体长达 20 cm，黄白色。头部及体上环节间具尖而细的棘。

小海马：体形较小，长 7 ~ 10 cm，黑褐色，节纹及短棘均较细小。

从体型上来看，线纹海马最大，依次是大海马，刺海马，三斑海马和小海马。

前边我们讲过，海马宝宝是在"育儿袋"中出生，育儿袋其实就是海马爸爸腹部的腹囊，海马妈妈没有，所以根据有没有育儿袋就能进行区分，有肚腩的是爸爸，没有的就是妈妈。

除了《中国药典》规定的几个品种外，市场上还常见到很多非药典品种。如太平洋海马，特点是体表光滑无棘，头部及体侧有白色线状纹路。再如鲍氏海马，特点是吻短，具纹路；头冠较高，棘较长；眼部有黑色纹路；全身棘较尖锐；尾部长短棘交替。

由于海马价格昂贵，市场上经常碰到掺假现象，海马掺假一般是在它的腹腔内注入水泥、铁屑、蛋清、明胶等杂物，从外观上根本就看不出来，但手掂明显感到比一般的重很多。

近年来，由于海洋环境破坏、气候变化以及人类对海马的过度捕捞，海马的数量迅速锐减，大部分海马品种已面临灭绝的危险，甚至有的品种已经灭绝。所以有 33 种海马被列入《濒危野生动植物种国际贸易公约》附录名单，海马的保护工作刻不容缓。

三、补肾壮阳话海龙

（一）聊聊海龙那些事

聊完了海马，接着聊一聊海马的近亲——海龙。

海龙因形态似龙而得名。始载于《本草纲目拾遗》，引《赤嵌集》有："海龙产澎湖澳，冬日双跃海滩，渔人获之，号为珍物。首尾似龙，无牙爪，大者尺余，入药。"《译史》："此物有雌性，雄者黄，雌者青。"由此可见，海龙外形似龙，雌雄异体。

清《百草镜》有："海龙乃海马中绝大者，长四五寸至尺许不等，皆长身而尾直，不作圈，入药功力尤倍。虽同一类形状，微有不同。"由此可见，海龙与海马是近亲，它们都属于海龙科，现代化石和分子生物学的证据也表明海马是从某种海龙进化而来。另一个佐证就是海龙的生活习性和繁殖方式都与海马相似。

与海马一样，海龙"生儿育女"也是由爸爸完成。海龙爸爸尾部和腹部交接处也有育儿袋，交配时海龙妈妈把卵产在"育儿袋"中，卵在袋里受精孵化。约经十至二十余天，小海龙便孵化出，但它不马上离开"父体"，一直由爸爸照料。平时，海龙爸爸将尾部放下，袋口便张开，小海龙逐一地从袋中鱼贯而出，一旦有风吹草动，便迅速钻回袋中，袋口自动关闭。不过，当小海龙能在海中自由生活时，它们的父母就不再承担喂养子女的义务，小海龙就得自行觅食，养活自己。

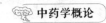

（二）花样海龙

了解了海龙的生活习性，接着来聊一聊海龙的品种。《中国药典》（2015年版）规定海龙来源于海龙科动物刁海龙 *Solenognathus hardwickii*（Gray）、拟海龙 *Syngnathoides biaculeatus*（Bloch）或尖海龙 *Syngnathus acus Linnaeus* 除去皮膜及内脏的全体。

刁海龙性状特点：体狭长而侧扁，头部前方有一管状长吻，头与体轴略呈钝角，躯干部五棱形；尾部前方六棱形，后方逐渐变细，为四棱形；尾端卷曲。背棱两侧各有一列灰黑色斑点状色带，全体有具花纹的骨环及细横纹，各骨环有突起粒状棘。

拟海龙的区别点为：体长而扁平，躯干部粗强，略呈四棱形，尾部渐尖，前部六棱形，后方四棱形。体宽大于体高。头部与体轴成一直线。

尖海龙的区别点为：体细长如鞭，尾部四棱形，后方逐渐变细，不卷曲。体高与体宽近相等。头尖而细长，吻呈管状。

海龙与海马功效相似，《本草纲目拾遗》有"功倍海马，催生尤捷效"，即催产功效强于海马。

海龙品种较多，除了一部分供药用外，还有一部分是美丽的水族观赏鱼类。

草海龙堪称海洋生物中杰出的伪装大师，它全身由叶子似的附肢覆盖，就像一片漂浮在水中的海藻，身体能够呈现绿、橙、金等不同体色。草海龙体型很小，没有牙齿和胃，捕食能力很差，只能待在相对较浅的海域。生存概率也低得可怜，仅有5%，目前只分布在澳大利亚南部的浅海区域。

叶海龙，应该算是最像龙状的海龙了，因身上布满形态美丽的绿叶，游动起来，摇曳生姿，被称为"世界上最优雅的泳客"，分布在南澳大利亚南部及西部海域较浅和较暖的海水中。

除了海马、海龙外，自然界中还有很多温柔勇敢的"爸爸"，比如罗非鱼、钩鱼、刺鱼等。为安全孵化和照顾宝宝，罗非鱼妈妈把卵生在罗非鱼爸爸的嘴巴里，钩鱼妈妈把卵产在钩鱼爸爸的额头上，而刺鱼爸爸则更另辟蹊径，将海中植物和自己肾脏分泌的黏液丝黏合在一起，建成一个团状的巢，让刺鱼妈妈在巢中产卵，刺鱼爸爸负责看守，直到宝宝孵化。

四、小结

最后用一首称颂诗来结束海龙与海马的话题：

此物本应天上有，龙马之相费疑猜。

雄代雌孕伉俪情，多子多福枝叶开。

第二节　涅槃重生话蝉蜕

蝉生于浊秽却浮游尘埃之外，不获世之滋垢，自古以来就是君子的象征，它餐风饮露，居高不群，既有不食人间烟火超然世外之态，又有愤世嫉俗执着长警之思，被许多文人雅士所称颂，甚至自喻为蝉。

在民间，也形成了很多关于蝉的成语或歇后语，如我们耳熟能详的寒蝉凄切、金蝉脱壳、噤若寒蝉、螳螂捕蝉，黄雀在后等。

蝉为什么会如此受人喜爱呢？仅仅是因为它嘹亮的歌声么？当然不是。今天我们就走近这位"夏日歌手"，一睹它的"风采"。

一、蝉的一生之旅

（一）蝉之颂

蝉既能入土生活，又能出土羽化，在我国古代象征着复活和永生。

如夏朝的"夏"字在甲骨文中就是蝉的意思，寓意夏朝如蝉一般绵延不绝或能死而复活。还有一个不争的事实就是从周朝后期到汉代的葬礼中，坊间总要将一个玉蝉塞入死者口中以求庇护和永生，由此，也衍生出了寓意精神不死、再生复活的"蝉形玉含"这一成语。

自古以来，人民最感兴趣的莫过于蝉的鸣声，又误认为蝉是以露水为生，因此又把它视为纯洁的象征。正因为此，蝉的鸣声和高洁品质一直被文人墨客所称道。

如唐代诗人虞世南创作的五言咏蝉古诗："垂緌饮清露，流响出疏桐。居高声自远，非是藉秋风。"意思是说蝉用细嘴吮吸清露，居住在挺拔疏朗的梧桐上，与那些在腐草烂泥中打滚的虫类自然不同，因此它的声音流丽响亮。作者以秋蝉高洁傲世的品格自况，展示了一个清高自负、踌躇满志的士大夫形象。

除此之外，李商隐所著的《蝉》也称得上咏蝉诗中的典范。"本以高难饱，徒劳恨费声。五更疏欲断，一树碧无情。薄宦梗犹泛，故园芜已平。烦君最相警，我亦举家清。"意思是说蝉栖息在高枝上，风餐露宿，本来就难以果腹，何必发出恨怨之声？鸣叫到五更时已声嘶力竭，栖息的大树却依然如故，毫无怜悯之情。我官职卑微，漂泊不定，故乡的田园早已荒芜，劳烦蝉君用蝉声来提醒我要保持高洁，不随波逐流。这首诗句句写的是蝉的形体、习性和声音，却句句暗示着诗人高洁清远的品行志向，同样借咏

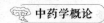

蝉来自喻自身的高洁。

除了隐喻高洁外，古人也常借咏蝉来抒发内心的悲凉。

入秋以后的蝉，经历一番雨打风吹后，便只剩下几声若断若续的哀鸣。因此，"寒蝉"就成了悲凉的同义词。如唐代骆宾王《在狱咏蝉》起首的两句："西陆蝉声唱，南冠客思深"，就是以寒蝉高唱来渲染自己在狱中深深怀念家园之情。宋人柳永的《雨霖铃》"寒蝉凄切，对长亭晚，骤雨初歇"，开篇就营造了一种离愁别绪的悲凉气氛。再如，唐代诗人元稹的"红树蝉声满夕阳，白头相送悲相伤"，以及孟浩然的"日夕凉风至，闻蝉但益悲"都是借蝉声来抒发离别感伤的精美诗句。

关于蝉的一生，法布尔《昆虫记》中的一句话对其进行了高度概括：四年黑暗的苦工，一月日光中的享乐，这就是蝉的生活。其实这已经是非常保守的说法了，不同种类蝉的幼虫在黑暗中生活的时间不一样，有的蝉甚至需要在暗无天日的地方等待 17 年才能有机会见到阳光。

（二）涅槃"重生"

今天要谈蝉蜕这味药材，必须先从它的基源——黑蚱 *Cryptotympana pustulata* Fabricius 开始说起。黑蚱就是蚱蝉，属于同翅目，蝉科，是不完全变态的昆虫，一生经历卵、若虫、成虫三个阶段，每四年繁殖一代，以若虫的形式在土壤中度过一生的大部分时光。

每年的 7~8 月份，蝉妈妈会把卵产在树枝上，枯枝最后断落埋入土壤。第二年春夏时节，卵孵化成幼虫，钻入地下，靠吸食植物根部的汁液生活。在阴冷潮湿的世界里，蝉宝宝会分泌一种黏液和产生排泄物，并将其混合起来涂布在周围，使得四周的软土干燥后会像水泥一样坚固。蝉宝宝就在这样一个不会崩塌，也不易透水的"舒适房间"里度过自己黑暗的四年地下生活。

经历七次左右的蜕皮，蝉宝宝终于结束了四年黑暗中的苦干，选择某一个黄昏或夜晚，钻出地面，爬到树上，脱去最后一层皮壳，然后，飞上枝头放声高歌，开始他们的光明之旅。

之所以选择黄昏或夜晚钻出地面，一是害怕人，二是害怕阳光晒干它的壳无法完成蜕皮。蜕皮时，蝉宝宝的背上先出现一条黑色的裂缝，然后露出头和触角，接着伸出口器和前足；上半身获得自由后，它又倒挂着使双翅展开，后腿和折叠的翅膀——脱出。整个蜕皮过程需要一个小时左右。刚出壳的成虫体色偏白，非常娇嫩，再过 3~4 个小时，翅膀发硬、身体变黑后才能展翅高飞。

羽化后的雄性蝉，飞上枝头借助腹部发声器放声高歌，吸引雌蝉与它交配。到了这个时候，它们的目标就只剩下在短短数十天内找到配偶，完成繁殖，然后结束自己的一生。

由此可见，蝉的一生绝大部分时间生活在地下，好不容易钻出地面见到天日，也就意味着生命的终结。为了生命短暂的绽放，蝉的这种拼搏奋斗、坚持不懈精神永远值得我们学习。

二、药食两用话蝉蜕

除了"高洁、清廉"寓意之外，蝉极高的食用和药用价值更被世人所称道。

古人很早就懂得蝉是难得的美食。《诗经》《礼记》等古籍中出现的"蜩""范""皆人君燕食所加庶羞也"，经汉代郑玄注释，蜩即蝉，范即蜂。由此可见，蝉在战国时期已是帝王筵席上的佳肴。三国时期《毛诗陆疏广要》亦有："盖蜩亦蝉之一种形大而黄，昔人啖之。"也传达了食用蝉的现象。

在《庄子·外篇》里记载了这样一则故事："有一天，孔子到楚国去，路经一片树林，看到一位驼背的人正在用竿子捕蝉，动作干净利落。孔子问他：你这么灵活，是技术好，还是技巧好？"由此可看出，至少从孔夫子时代开始，中国就有了所谓"专业"捕蝉技术。

蝉的营养价值从一个比喻也可以看出。

蝉蛹，又名金蝉子，知了猴，素有唐僧肉的美誉。之所以叫唐僧肉，除了其营养价值极高外，还有深厚的文化韵味在其中。我国四大古典名著之一的《西游记》中，去西天取经的"唐僧"就是释迦牟尼如来佛二徒弟"金蝉子"转世的高僧，喻有"金蝉脱壳"之意，所以人们将脱壳变身的蝉作为长生、再生的象征，因此，在《西游记》中就有了吃"唐僧肉"可以长生不老的说法。显然，这是对金蝉营养价值再高不过的赞誉。

《本草纲目》有"故其主疗，皆一切风热之证，古人用身，后人用蜕"。《中国药典》（2015 年版）规定：蝉蜕为蝉科昆虫黑蚱 *Cryptotympana pustulata* Fabricius 的幼虫羽化时脱落的皮壳。药材性状呈椭圆形而弯曲，长约 3.5 cm，宽约 2 cm。表面黄棕色，半透明，有光泽。头部有丝状触角 1 对，多已断落，复眼突出。额部先端突出，口吻发达，上唇宽短，下唇伸长成管状。胸部背面呈十字形裂开，裂口向内卷曲，脊背两旁具小翅 2 对；腹面有足 3 对，被黄棕色细毛。腹部钝圆，共 9 节。

蝉的品种非常多，市场上常见到的混淆品或伪品多为金蝉蜕、鸣蝉和螽蟖。

被孙子写入"三十六计"之一的"金蝉脱壳"，其中的金蝉是目前香港使用的蝉蜕品种。历代本草书藉均无记载，明清地方志也没有收载。《浙江中药手册》第一册开始见收载，其动物学名为山蝉，至今不少书籍一直沿用该名，实质上其动物学名应为焰螓蝉。金蝉蜕与蝉蜕性状相似，主要区别为：体型较瘦长；腹部上端较窄；腹面侧膜上有明显白色圆点状气门 5 对，尾端呈尖刺状。

《逍遥游》中有"朝菌不知晦朔，蟪蛄不知春秋"，这里"蟪蛄"就是一种春生夏死、夏生秋死的蝉，它的寿命不过数天到数周，所以常用来隐喻生命的短暂。蟪蛄是一种小型的蝉，体型通常只有 2.5 cm 左右。

还有一种鸣蝉，身体细长，尾端呈尖刺状，眼睛大而鼓。

四种药材中鸣蝉和蟪蛄个头偏小，鸣蝉的蜕较薄，与蝉蜕较容易区分。

那么如此轻薄的羽衣有何神奇的作用呢？

三、清透利咽话蝉蜕

蝉蜕性寒凉，可以治疗目赤翳障，各种因肝风内动导致的痉挛抽搐，以及小儿急惊风、小儿夜啼、破伤风、风热感冒、麻疹、风疹、咽喉肿痛和失音等病症。

（一）明目言蝉蜕

首先，蝉蜕主要用来治疗目赤翳障。什么叫目赤翳障呢？

这是古代的一个病名。目赤就是眼睛红赤，一般因为肝火上炎引起的，肝火旺的人，主要表现为头晕胀痛、急躁易怒、耳鸣等。翳障呢，即是遮挡之意，就是指眼睛中似乎有遮挡，从而导致视力下降，一般也是肝火引起的。翳障类似于现代医学当中的角膜溃疡，或一些炎性的溃疡。

我们古人认为蝉蜕即为蝉退，有退衣的自然特征，所以有退翳障的临床作用。这虽然是法象药理学的理论。究其原因，目赤翳障多是肝火上炎引起的，蝉蜕具有清肝火的作用，所以可以治疗目赤翳障。在眼科疾病的治疗中，蝉蜕是一味相当重要的药物。

其次，蝉蜕具有息风止痉的功效，用来治疗各种因肝风内动导致的痉挛抽搐。包括小儿惊风、破伤风等。小儿惊风尤其用得多。小儿惊风很多发生在高热的时候，往往是外感引起的，蝉蜕本身就是一种具有疏散风热的药物，又可以清肝经风热，所以很适合使用。

（二）风药话蝉蜕

在中医理论中，认为是外风引动内风，而蝉蜕可以祛外风、息内风，所以具有治疗破伤风的作用。蝉蜕治疗破伤风只是一个作用，并不是它突出的特点。破伤风是由破伤风杆菌引起，是临床的急症和重症，病情危急。因此，此种情况不建议使用蝉蜕，而是使用现代的急救措施比较好。

蝉蜕有治疗小儿夜啼的作用，就是治疗小儿晚上哭闹不安。

这是为什么？法象药理学也解释了这个作用，说蝉这种动物白天在树上鸣叫不休，到了晚上它就安静了，一点声音都没有。那么小儿晚上闹了，哭闹不安，给他用了这个蝉蜕，他就会跟蝉一样，晚上安安静静的。

这是用自然现象来解释这味药的作用。中医药理论认为，蝉蜕具有宁心安神的作用，在现代研究中蝉蜕具有比较明显的镇静作用，所以可以治疗小儿夜啼。需要提醒的是小儿夜啼的原因很多，需要判断一下是单纯的夜啼，还是由其他病症引起的夜啼。

中药的一些作用，在现代研究中已经得到了证实。但是中药成分比较复杂，中药复方更加复杂，所以用现代研究来证实中医是一个任重而道远的事情。

（三）解表论蝉蜕

蝉蜕还具有疏散风热的功效，可用来治疗风热感冒。什么叫风热感冒呢？

风热感冒由风热引起，主要有咽痛，发热，稍恶寒，流黄涕等主要表现。简要地说一个判断的小方法：即鼻涕黄、嗓子痛、发热重。

蝉蜕还可以利咽，所以治疗风热感冒导致的咽喉疼痛、失音比较适合。失音，即是指在感冒的时候声音嘶哑，说不出话来，相信很多人都感受过。

蝉蜕利咽开音的作用，不但应用于感冒引起的咽喉疼痛和失音，还可以单独治疗声音嘶哑，或发音困难。因此，当你想说话，但因为咽喉的原因说不出话的时候，可以用蝉蜕来帮忙，因为这是一味治疗失音的重要药物。

（四）透疹用蝉蜕

蝉蜕还可以治疗小儿麻疹和风疹。

麻疹是一种儿科重证，是很严重的一种传染病，古代的中医儿科学把它称为儿科的四大重症之一，一般在儿童半岁以后发生。

中医认为麻疹是内蕴热毒，外感天行，本身是体内有这种蕴藏的热毒，再感受了麻疹的邪毒而出现的。主要表现是刚开始为发热、咳嗽、眼泪汪汪，好像风热感冒一样的；三四天以后，面颊部就出现一些红色的疹点；然后由面颊部到前胸、后背，再到四肢，全身都有这种红色的疹点，而且密布全身，比较均匀，颜色比较红，这种就称为顺证，预后都比较好。反之，麻疹的疹点如果很少，稀稀的，不多，或者颜色紫黑，或者有时候全身有了，很快又就没了，都是麻疹不透，热毒内盛比较重，这个时候都是逆证，预后都不好。

在这个时候中医的理论就是用透疹方法，让疹点尽量地透发。现代研究表明麻疹的病毒主要就集中在外周循环，透疹药促进疹点的透发，可以减少对内脏的损伤，其实是很有科学性的。在中医治疗麻疹的早期，都要用一些清热透疹的药。

因为有了麻疹疫苗，现在麻疹在临床儿科当中已经比较少见，只是偶尔发生，所以和古代相比，透疹在当代中医临床中的价值明显降低。

因为蝉蜕具有祛风止痒的作用，所以还可以用来治疗风疹，或者皮肤瘙痒。这里的风疹是中医的病名，主要表现是皮肤出现红色丘疹和瘙痒，类似于现代医学荨麻疹。

麻疹和风疹病因病机虽不同，但都表达于皮肤，蝉蜕为蝉之衣，质轻薄，又入肺，肺主表，皮肤的问题多从肺论治。所以无论是对于皮肤瘙痒，还是麻疹和风疹，蝉蜕都是一味重要的药物。

了解了蝉蜕的神奇作用，我们就可以解释生活中很多的为什么。

有人用冬瓜蝉蜕汤来治疗小儿夏季热，感觉效果良好，这是为什么呢？可以用我们刚才了解的知识来解释，蝉蜕是发散的药物，冬瓜可以利尿，两者配合在一起，可以把热邪发散出去，或从小便排出，因此有一定的疗效。

但是，蝉蜕有个使用禁忌——孕妇不能用。这是为什么呢？《名医别录》上记载蝉蜕有引产的作用，并且从法象药理学解释，蝉蜕有脱落之象，可以引产。所以即使孕妇出现了蝉蜕的适用证，也不建议使用。

由此，我们可以总结一下蝉蜕的神奇作用。

这味轻薄的羽衣之药，具有神奇的治疗作用，可用于目赤翳障、痉挛抽搐、小儿急惊风、小儿夜啼、破伤风、风热感冒、麻疹、风疹、咽喉肿痛和失音等病症，多用于儿科和五官科。

四、小结

最后，以一首咏颂诗来结束蝉蜕的话题：

半生蛰伏待涅槃，破土卸甲医人间。

居高引吭志清远，餐风饮露是蝉仙。

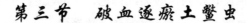

第三节　破血逐瘀土鳖虫

木兰从军是一个家喻户晓、传诵不衰的励志传奇。讲的是木兰女扮男装代父从军，胜利归来不愿为官，只求回家团聚的故事。女英雄花木兰不输男儿的气概充分展现了巾帼不让须眉的豪气。借用木兰诗中的话：雄兔脚扑朔，雌兔眼迷离，双兔傍地走，安能辨我是雄雌？

其实，在中药大家族中也存在这种雌雄难辨的药物。今天就来学习一味这样的药材。

一、土鳖与海归

（一）土鳖由来

近几年，随着网络流行用语的兴起，"海龟"和"土鳖"很是风光了一番。海龟谐音"海归"，指海外归国人士，作为与海龟对应的"土鳖"则代表没有在国外待过的人，特别指没有留学过的学生，根据这个意思，土鳖常常被引申为"老土跟不上潮流"的意思。

那么，土鳖虫到底是什么样的东西呢？先来看看古人眼中的土鳖虫。

土鳖虫原名䗪（jǐn）虫，又名地鳖，始载于《神农本草经》，列为下品。关于形态，陶弘景有："形扁扁如鳖，有甲不能飞，小有臭气。"又曰："形扁扁如鳖，故名土鳖。"唐苏恭有："状似鼠妇，而大者寸余，形小似鳖，无甲而有鳞。小儿多捕以负物为戏。"《本草衍义》曰："䗪虫，今人呼为簸箕虫，亦象形也。"关于其生活习性，《名医别录》有："生河东川泽及沙中，人家墙壁下土中湿处。"苏恭有："此物好生鼠壤土中，及屋壁下"。可见，古人认为土鳖虫为形如鳖或状如簸箕的小虫，无甲有鳞，喜欢生活在墙角屋檐的土中。

《中国药典》（2015 年版）规定，土鳖虫为鳖蠊科昆虫地鳖 *Eupolyphaga sinensis* Walker. 或冀地鳖 *Steleophaga plancyi*（Boleny）的雌虫干燥体。这里需要强调的一点是，雌虫入药，雄虫不入药。加工方法为捕捉后，置沸水中烫死，晒干或烘干。

（二）土鳖虫修成之路

了解了土鳖虫的基源，再来看一看它的性状鉴别。

地鳖的背面呈扁平卵形，前窄后宽，背部紫褐色，具光泽。前胸背板较发达，盖住头部；腹背板9节，呈覆瓦状排列。腹面红棕色，头部较小，有丝状触角1对，胸部有足3对，具细毛和刺。腹部有横环节。气腥臭，味微咸。

冀地鳖与地鳖的主要区别在边缘有淡黄褐色斑块及黑色小点。

虽然土鳖虫有地鳖和冀地鳖两种来源，但市场上见到的商品多是地鳖，且多数是养殖品。

土鳖虫的世代通常要经过卵、若虫和成虫三个阶段。土鳖虫的一个世代一般指经历卵、成虫、性成熟再到生殖第一个卵鞘的过程。完成一个世代通常需要2～4年时间。养殖的土鳖虫多采用卵鞘来孵化幼虫，卵鞘选择的标准一般为外形饱满，外壳呈鲜艳棕色，胞质白色，一个卵鞘通常含6个以上的卵粒，只有这种高质量的卵鞘才能保证产出身体健康的虫宝宝。

卵鞘经过45～60天时间孵化出幼虫，然后进入若虫阶段。若虫生长发育颜色变化规律为：刚孵化出的若虫是白色，经过一段时间变成米黄色，然后变成棕褐色、深褐色、紫褐色。

土鳖虫若虫在生长发育过程中一般经历5个虫形阶段。分别是1龄、2～3龄、4～6龄、7～9龄、10龄以上。1龄土鳖虫宝宝通常芝麻粒大小，等生长1个多月后长到2～3龄的时候，通常有绿豆粒大小，后边的几个阶段依次为黄豆粒、蚕豆粒及拇指大小。

土鳖虫经历以上5个虫形阶段，身体会不断长大。但其身体外边覆盖着一层像盔甲一样的坚硬外壳，这层外壳的主要作用是保护土鳖虫不受伤害和防止其体内水分散失，它不会随着身体的长大而发生变化，所以，土鳖虫生长过程中要不断发生蜕皮现象。土鳖虫每蜕皮1次，虫龄就会增加1龄。雌虫一般经过9～11次脱皮，最终虫龄为10～12龄，虫体没有翅膀；雄虫一般经过7～9次脱皮，羽化长出翅膀，最终虫龄为8～10龄。由此看出，雌性土鳖虫若虫与成虫形态基本没有区别，雄性土鳖虫若虫没有翅膀，而成虫长有翅膀。

成虫过后就进入了生殖期。雌性土鳖虫在产卵前会散发出一种特殊的气味来吸引雄虫，雄虫闻到气味后会来寻找雌虫交尾，雌虫对婚姻很忠诚，一生只交尾一次，交尾之后终生可产卵。而雄虫对婚姻的忠诚度则大打折扣，一生能与3～5只雌虫交尾，但交尾10天后通常会死亡。没有经过交尾的雌虫也可以产卵，但产的卵不能孵化成若虫。

以上就是土鳖虫的生长繁殖过程。那么问题就来了：若虫时期的土鳖虫，雌性与雄性的相似度非常高，市场上商品中常常发现雄性掺入雌性中出售的现象，该如何鉴别呢？

（三）安能辨我是雄雌

关于两者的鉴别，有人总结成一段顺口溜：土鳖虫，分雌雄，雄虫雌虫分不同，雄虫长大有翅膀，若虫时期需搞清，雄虫轮廓椭圆形，雌虫轮廓三角形，夹角雄四雌七十，生殖口盖雌虫大，横线雄六雌四整。

一般来说，雌性土鳖虫个头比雄性土鳖虫大一些。雄虫轮廓呈椭圆形，雌虫轮廓呈三角形；雄虫背部前三条甲片横纹的第二三条弧呈月牙形，弧角约40度的为雄虫，弧角约70度的为雌虫。从腹部来看，雄虫生殖口盖相对来说较小一些，雌虫生殖口盖相对来说大一些。腹部下横线条数也是鉴别点之一，雄虫腹下横线条数6条，雌虫腹下横线条数4条。

除了《中国药典》规定土鳖虫的两种来源外，市场上还经常见到一种前胸带有金边的"金边土鳖"，来源于姬蠊科动物赤边水蠊（*Opisthoplatia orientalis* Burmister）的干燥虫体。这种土鳖虫在广东、广西一带也做土鳖虫入药。

二、疗伤佳品土鳖虫

（一）古今同用话土鳖

土鳖虫在古代叫作䗪虫，现统一正名为土鳖虫。

关于土鳖虫，《神农本草经》有："主心腹寒热洗洗，血积癥瘕；破坚下血闭，生子尤良。"《长沙药解》云其："消而破瘀也。"《本草通玄》谓其："破一切血积。"《药性论》言其："破留血积聚。"《本草纲目》称其："行产后血积，折伤瘀血，治重舌木舌口疮，小儿腹痛夜啼。"而《神农本草经疏》则进一步阐述有："治跌扑损伤，续筋骨有奇效。乃足厥阴经药也。……咸寒能入血软坚，故主心腹血积，癥瘕血闭诸证，血和而营卫通畅，寒热自除，经脉调匀，……又治疟母为必用之药。"

这些本草著作中对土鳖虫的认识，与现代土鳖虫主要作用的总结基本一致。所以土鳖虫是一味主要功效变化不大的药物，也是人们心中的一味活血疗伤良药。

在现代中药学中，土鳖虫属于活血疗伤药，因为作用强，所以具有破血逐瘀功效。土鳖虫主要有两个方面的应用，一是疗伤，二是通经，即通月经。

在疗伤方面，土鳖虫主要用于跌打损伤、筋骨损伤等。尤其在骨伤科（病）方中使用比较广泛，如明代医家严观《袖珍方》中收载的"土鳖散"，今人常用其加减组方，治疗急性腰扭伤，手腕、足跟的腱鞘炎等，止痛效果明显。《外科全生集》中的回升丹就是以土鳖虫为主的验方，有活血化瘀，疗伤定痛，通窍回苏之功。据载清道光十年（1830 年）闰四月二十二日磁州（今河北磁县）地震，压毙甚众，以此丹救活不下百余人。

土鳖虫入药既可以内服，也可以外敷。它可以加工成散剂单服，每次服用 1 g 左右，对于促进骨折愈合和缓解跌打损伤引起的瘀血疼痛效果明显。此外，还可以用黄酒送服，《本草经疏》提到，土鳖虫治跌打损伤，续筋骨有奇效，乃伤科要药，而且虫类药本身善于搜刮人体顽固瘀血，同时虫蚁走动之力比一般草木要强，再加黄酒送服，局部气血更加活跃通畅，疼痛遂止。在这里，为了强化土鳖虫活血疗伤的功效，加上了续筋接骨的功效。

另一方面，就是土鳖虫用于妇科比较重的瘀血证，比如说闭经，因为瘀血引起严重的月经不调都可以使用。如《伤寒杂病论》中治产后腹痛的下瘀血汤及治疗经水不利、少腹满痛的土瓜根散都含有土鳖虫。但是女性的闭经，不一定都是瘀血引起的，或因为不通，瘀血阻滞，或其他邪气阻滞血液运行，或因为虚，气血生化不足，先天肾气不充。不能见到闭经就用土鳖虫一类的活血化瘀药。

（二）接骨良药土鳖虫

关于土鳖虫功效的来源，在民间流传着两个传说。

第一个故事讲的是古时候，有一位油坊的伙计在灶间做饭时，无意间用火锹杀死了几只土鳖虫。第二天，他惊奇地发现昨天被切成两节的小鳖虫居然自动连接起来了，也不见身体上有切断的痕迹。他再仔细观察，发现只有雌虫切断了才可以自动连接起来。一次他的孩子把腿摔断了，遍请名医也没治好。情急之下，他想起了那些被切成两半的土鳖虫能够自动愈合的故事，大受启发，捉来几只雌性土鳖虫，烘干磨碎并拌在香油里，敷在孩子的伤处。没过几天，孩子的腿伤竟奇迹般愈合了。从此，地鳖虫可以治瘀血、疗伤接骨的事便在民间传开了，并流传至今。

其实第二个故事更有据可考。明朝年间，江南一小镇上有一位姓朱的人开设了一家武馆，凡来武馆习武者，有伤筋动骨的，只要服用了朱武师的药粉，很快就能痊愈，仍可继续练武。此事被一位姓杨的大夫知晓，便登门拜访，朱武师感其医德，遂据实相告。原来朱武师的祖父在一家油坊谋生，一天不慎从高处摔下，导致腿骨骨折，主人嫌其累赘，便将其抛到油渣棚内，任其死活。油渣内生了许多土鳖虫，祖父便以此为食，没想到一月有余，断腿居然痊愈了。后来祖父就用土鳖虫给人治病，治者必愈，所以此方就在他们家流传了下来。

朱武师见杨大夫态度诚恳，不惜劳苦，求医救人，便将"土鳖焙干碾成药粉，一次一撮"之方传于他。杨大夫即用此方疗伤接骨，颇为灵验，遂将该方收录于所著的

《医方摘录》一书中，从此流传至今。

我们再来看一个土鳖虫治疗腰痛的病例。

《孟景春临床经验集》记载：丁某，男，30岁，农民。劳动之中不慎扭伤腰部，双腿麻木沉重，腰间刺痛，不能转侧，无法下地劳动。痛处固定，夜晚加重，舌紫暗，络脉曲张。随后用土鳖虫9个，焙黄研细粉，分三次服，均以黄酒加温送下，疼痛大减。病人说他服药后感到腰部和腿部有虫蚁走动之感，然后再服用六次，腰痛全除，又可以参加劳动。

为什么土鳖虫可以治疗腰痛呢？这是因为土鳖虫还有活血通络的作用，除了治疗女性的闭经，还可以治疗瘀血导致的经络不通，而外伤导致的腰痛多为瘀血阻滞经络所致，所以用土鳖虫效果明显。

当然，土鳖虫治疗腰痛要分清虚实。土鳖虫所治腰痛，大都是急性外伤，或瘀血阻滞，对于实证的效果好，如果是肾虚腰椎间盘突出，或骨质增生，就必须配合补虚之品，根据久病多虚多瘀而择药用之。

需要注意的一点是，历代本草和中药学书籍言其"有毒"，但是有专家临床应用三十年，并未发现土鳖虫的毒性反应，但用量大了会出现一些不良反应，比如说消化道的不良反应，所以临床用量一般要小一点。而且由于昆虫有特殊的不良气味，使用的时候可以用黄酒送服来掩盖其腥臭味，或者微微地炒一下，炒出香味来，便于服用。

因为土鳖虫活血作用显著，所以孕妇和月经过多的人都不能用，这一点需要注意。

土鳖虫，正如其形，善于行走，可活血通络；又如其态，断可自接，善于活血疗伤、续筋接骨。这就是土鳖虫，一味神奇的活血药。

三、小结

最后，以一首咏颂诗来结束土鳖虫的话题：

破血逐瘀土鳖虫，断续通络有大能。

雌允雄禁须谨记，形角盖线辨雌雄。

第四节　生精补髓话鹿茸

东北有三宝，人参、鹿茸、乌拉草。三宝之中，鹿茸是从鹿身上获得的嫩角，属于血肉有情之品。

鹿在我国古代被视为神物，认为能给人带来幸福和长寿。自古以来鹿就被赋予了象征健康的意义。鹿在古代还象征着帝位和政权。因为量少，因而要去逐，逐鹿是战争前的必经过程，因为有追逐权力的意思。历史上有名的"指鹿为马""鹿死谁手""逐鹿中原"等以鹿为核心的多个典故，都寓意了政治之争，透彻地诠释了鹿的神秘性和所承载的分量。

鹿茸，汇聚了鹿的精气，更充满了神秘性。

一、鹿茸鉴定新说

（一）鹿茸杂谈

关于鹿茸的来源，还曾有一个美丽的传说。

传说鹿是神仙的宠物，跟玉帝混得很熟，它想长生不老，就来求玉帝。玉帝说："你跟着我属下这么多年，他们都很喜欢你，我虽然不能让你长生不老，但却可以延长你的寿命。"于是将一对龙角给了鹿。从此以后，鹿的头上就多了一对龙角。因为龙角的"龙"在古代犯忌讳，后来就改成了鹿茸角。

因为鹿角是可以再生，人们为了得到鹿角，就只好饲养鹿。而其他的中药像熊胆、麝香、虎骨、羚羊角等都要杀死动物后才能获得，比较起来，鹿就非常幸福，看来做神仙的宠物还是好处多多。

事实上，《中国药典》（2015 年版）规定鹿茸来源于鹿科动物梅花鹿 *Cervus nippon* Temminck 或马鹿 *Cervus elaphus* Linnaeus 的雄鹿头上未骨化密生茸毛的幼角，因骨质尚未硬化，内部富有血液，外部密生茸毛，故称为鹿茸。前者习称"花鹿茸"，后者习称"马鹿茸"。

通常来说，马鹿茸较梅花鹿茸粗大，表面绒毛较长且乱，常有 4~6 个侧枝；梅花鹿茸绒毛短且紧密，常有 2~3 个侧枝。早期花鹿茸切片前先燎毛，现在见到的多是不燎毛饮片，反而马鹿茸现在加工前多燎毛，所以市场上见到的花鹿茸片留有典型短绒毛特征，马鹿茸切片则较为光滑。

根据生长阶段不同，鹿茸可分为初角茸、头茬茸、二茬茸三种规格。初角茸是指一岁公鹿所长出的第一对茸角，而两到三岁的公鹿宜收取二杠茸。二杠茸每年通常可以采收两次，清明后 45~50 天内收取头茬茸，此后 50~60 天割取二茬茸。

花鹿茸二茬茸的顶部有干瘪"抽沟"现象，是其鉴别特征之一。根据形态差异，花鹿茸商品分为二杠、三岔茸等规格。具有一个分枝者习称"二杠"，其主枝称"大挺"，侧枝称"门庄"。外皮红棕色或棕色，多光润，表面密生红黄色或棕黄色细茸毛，上端较密，下端较疏。具有两个分枝者，习称三岔。皮红黄色，茸毛较稀而粗，大挺长，直径较二杠细，略呈弓形，微扁，枝端略尖。下部多有纵棱筋及突起疙瘩。

通常来说，鹿茸分枝越多，骨化越严重，质量越差，所以，三岔茸质量远不及二杠茸，价格也相差很大，二杠茸的质量则没有初角茸的质量好。

根据分枝多少，马鹿茸分为单门、莲花、三权、四权等规格。侧枝一个者称单门，两个者称莲花，随着侧枝的增多，依次称为三权和四权茸。

（二）神奇的鹿茸

根据取茸方式不同，鹿茸可分为砍茸和锯茸两种规格。砍茸是将鹿茸连同鹿的头盖骨砍下，刮净残肉，进行煮烫、阴干等加工而成。这种方法主要针对老弱病残鹿。锯茸是最常用的取茸方式。现在通常是给鹿打上麻药后割取鹿茸，这种方法不会伤害鹿的性命。鹿被割掉茸角以后，像蜥蜴断尾再生一般，还会长出新的鹿茸，这种现象非常神奇。

鹿茸的生长机理跟鹿科动物体内激素的变化有关。当雄性激素在体内降到最低时，鹿开始长出茸角，当生长 60～90 天，茸角长成时，鹿体内雄性激素逐渐上升，茸角开始骨化，脱去茸皮成为鹿角；待到来年春季，雄性激素下降到最低时脱去老角，又长出新茸。年年如此，循环再生。

根据是否排血，鹿茸又可分为排血茸和带血茸两种。离心机离心法和打气筒加压法是老药工常用的鹿茸排血方法，鹿茸排血后通常要经沸水煮、适宜烘烤、自然风干等程序处理。带血茸则不经排血，直接蒸制或冷冻处理使茸内的血液凝固，防止切片时血液流出造成营养物质流失。

鹿茸片分为干、鲜两种规格。鲜切片通常加工成"连刀状"，这种加工方式被认为能最大限度地保持鹿茸的营养价值。关于鹿茸干切片加工方法，通常是将干鹿茸底部结痂的一小段锯掉，以便灌注白酒。然后将鹿茸用白布缠好，将度数高的白酒，边加热边灌入鹿茸根部，直到整支鹿茸全部软热起来，再用特制的手工切药刀切出漂亮的鹿茸片。

鹿茸不同部位干切片颜色和性状差异比较大，自上而下依次分为蜡片、白粉片、红粉片、血片和骨片几种规格。鹿茸顶尖部分切片为蜡片，半透明，内质细嫩，呈鸡蛋黄色，质量最佳。一支鹿茸片切出的蜡片不过两三片，又因药用价值最高，所以蜡片非常珍贵。粉片组织致密，坚硬粗糙，片面起粉，中间部分有肉眼可见的蜂窝状细孔，品质较蜡片次之。血片的组织较为致密，质较软而有弹性，砂眼细密，皮层与茸组织结合紧密。骨片为最近骨端的鹿茸切成，功效同鹿角相似，效力最差，具有强筋壮骨的功效。

自古以来，鹿茸都是一味名贵的中药材。尤其是在古代，鹿茸只能通过野生的梅花鹿或马鹿获得。所以，鹿茸虽然大补，却也只是皇帝和达官贵人才能享用的补品。

清朝宫廷的药养之品首推鹿茸。乾隆皇帝有一个长寿仙方，叫龟龄集，里面主要的一味药就是鹿茸。咸丰皇帝体质虚弱，也经常服用鹿茸，还喜欢喝鹿血来强壮身体。慈禧太后为了延年益寿、永葆青春，常吃的培元益寿膏，里面的主药也是鹿茸。东北军阀张作霖则喜欢把鹿茸打成药粉，直接放在饭里服用。

由此可见，鹿茸的补益之功一直备受推崇。

二、鹿身百宝

不仅仅是鹿茸，鹿全身都是宝。早在汉代就有"鹿身百宝"之说。

我国现存最早的医方——长沙马王堆汉墓出土的帛书《五十二病方》中，就已经有用鹿角、鹿肉、鹿角胶治疗蛇咬伤和肿疮的处方。

《本草纲目》记载鹿茸、鹿角、鹿角胶、鹿角霜、鹿血、鹿脑、鹿尾、鹿肾、鹿筋、鹿脂、鹿肉、鹿头肉、鹿骨、鹿齿、鹿髓等都可入药，并有极高的药用价值和保健功效。

鹿茸血是鹿茸的精髓，为历代医家所推崇，在《神农本草经》中被列为中品；寇宗奭说："茸，最难得不破及不出却血者，盖其力尽在血中故也。"《本草纲目》记述："大补虚损，益精血，解痘毒、药毒。"老药工将新鲜鹿茸血勾兑高度白酒，就做成了上好的鹿茸血酒，放置后鹿茸血宛如红色的细沙沉在瓶底。

鹿角是马鹿和梅花鹿已骨化的角或第二年春季脱落的角基，分别称为马鹿角、梅花鹿角。《本草纲目》中关于鹿角有"生用则散热行血，消肿辟邪；熟用则益肾补虚，强精活血"的记载。市场上鹿角片造假方法主要有三种：盐水浸泡增重、用其他动物血液浸泡鹿角片增重，或提取过鹿角胶的鹿角片再用。

鹿茸锯掉之后，留在角柄上剩余的骨化物，每年脱掉，形状如盘，称"鹿角盘"。鹿角盘表面灰褐色或灰黄色，有光泽，底面平，蜂窝状，多呈灰白色或黄棕色。鹿角盘主要是用来熬取鹿角胶，民间有偏方把鹿角盘挫粉，水煮后口服，治疗乳房结节、乳房红肿等症。

鹿角胶系鹿角经水煎熬、浓缩制成的固体胶，呈黄棕色或红棕色，半透明，有的上部有黄白色泡沫层，古时称为"鹿角仙胶"。鹿角胶始载于《神农本草经》，具有滋补肝肾、添精止血的功效，功效不如鹿茸峻猛，但较鹿角为佳。鹿角熬制鹿角胶剩下的骨渣称为鹿角霜，具有温肾助阳、收敛止血的功效，其温补之力弱于鹿角和鹿角胶。

目前市场上鹿角胶与鹿角霜的质量多不尽如人意。据说鹿角胶多是食用明胶加少量鹿角点缀而成，如此令人担忧的质量直接导致以鹿角胶为原料的龟鹿二仙丹经典方的毁灭。

而鹿角霜现在的制作方法与传统加工方法本身就有出入。传统老药工以鹿角为原料，将其浸泡七日，入罐熬煮，待角软化后去其外皮，取白者研细为霜。现在药厂采用高温高压提取鹿角中有效成分，残渣即鹿角霜中有效成分几乎被提尽，已无药用价值。

此外，市场上鹿角霜的伪品也较多，常见有其他动物的骨头熬取了动物胶后剩余残渣，砸碎后冒充鹿角霜入药。

三、补阳峻品话鹿茸

元代释继洪的《澹寮集验方》一书记载，古时有一道人在西蜀药市卖一种成药，名叫"斑龙丸"，又叫"茸珠丸"。道人经常大醉，但他还不忘唱着做广告："尾闾不禁沧海竭，九转灵丹都漫说。惟有斑龙顶上珠，能补玉堂关下穴。"意思大概是说，当人体的肾精亏虚衰竭时，什么"九转灵丹"都是骗人的，只有他的药物能补精益髓，大补元精。他的药方主要成分就是鹿茸、鹿角胶、鹿角霜。

那么鹿茸究竟有什么样的神奇作用呢？让我们带着疑问走进鹿茸之功。

鹿茸是列于首位的补阳药物，也就是说，鹿茸具有显著的补阳之功，所以称它峻补元阳，擅长治疗肾阳虚证。

肾阳虚证的主要表现是什么呢？

肾阳能够温养形体，肾阳虚就会出现畏寒身冷或者腰膝冷痛。肾主生长发育，肾阳虚就会影响人的生长发育。儿童可能就出现五迟、五软，五迟即为立迟、行迟、发迟、齿迟和语迟，五软即为头软、项软、手足软、肌肉软和口软，就是整个生长发育比正常人迟缓。而中老年人，可能出现早衰，未老先衰，如头昏眼花，耳鸣或者腰膝酸软，而且兼有明显的寒象。肾主生殖，肾阳虚会导致生殖功能减退，男性可能出现阳痿，不能生育，女性可能出现不孕，月经也会出现问题。

肾阳虚的表现有很多。但总的来说，肾阳虚可以表现为生长发育迟缓和过早衰老，以及各种机能的低下。

同时，鹿茸是动物类药物，作为血肉有情之品，可以补益精血。既能补肾精，又能补血，这说明鹿茸温补而不燥烈，能增强功能，也能补充物质基础，因此是补肾阳、益精血的常用之品。

鹿茸还可以强筋骨，治疗筋骨痿软。刚才我们提到了，鹿茸可以补肾阳、益精血，

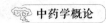

所以肝肾不足导致的筋骨痿软，鹿茸对其的效果是很显著的。

鹿茸对肾阳虚导致的妇女崩漏和带下也有一定的治疗效果。崩漏就是女性在月经期之外出现的阴道出血，量大叫作崩，量小叫作漏，类似西医无排卵性功能性子宫出血。如果出血量多或淋漓不尽，血色淡红或淡暗质稀，面色晦暗，肢冷畏寒，腰膝酸软，小便清长，夜尿多，或眼眶暗，舌淡暗，苔白润，脉沉细无力，这多是肾阳虚导致的崩漏。白带是妇女正常的生理现象，但是出现带下量多，绵绵不断，质清稀如水，或是腰痛如折，畏寒肢冷，小腹冷感，面色晦暗，小便清长，或夜尿多，大便溏薄；舌质淡，苔白润，脉沉迟，这多是肾阳虚导致的带下病。

鹿茸善于补肾阳，治疗肾阳虚导致的崩漏和带下病。

鹿茸还有托毒生肌的功效，可以用在治疗各种疮疡在溃破之后，新的肌肉生长缓慢，不容易收口的情况。疮疡溃破脓出之后，气血旺盛才会生肌敛口。但如果肾阳虚，气血流通不畅，或气血不足，新的肌肉生长就会缓慢，不容易收口。这时候需要用鹿茸这样的补阳药物来治疗，阳气充足了，气血旺盛了，创口就容易长好了。

鹿茸可以补益精血，也可以作为补血药使用，治疗单纯性的血虚证，也就是贫血。

鹿茸有两味附药，分别为鹿角胶和鹿角霜。鹿角胶，主要在于补精血，与鹿茸完全不相上下，其他方面的作用，尤其是在壮阳方面，可能要次一些。鹿角霜的作用非常平和微弱，由于它兼有一点收敛的性质，所以在冲任不固，出现了崩漏，疮痈不敛的情况下，一般可以用鹿角霜来治疗。

使用鹿茸这味补阳峻品，是有注意事项的。鹿茸不适合用于汤剂，很多有效成分在煎汤的时候不容易析出。所以鹿茸常常做成酒剂和散剂。其实做成酒剂也不太适合，因为鹿茸里面有一部分成分是醇溶的，有一部分是水溶的。

因此鹿茸无论是做成汤剂或酒剂，都不能被全面地利用，最好的方法就是做散剂使用，研细粉吞服。

但是鹿茸做成散剂使用的时候，需要注意从小量开始，初始剂量可以控制在 $0.2 \sim 0.3\,\mathrm{g}$，服用一周左右，患者没有明显不适，再增加 $0.2 \sim 0.3\,\mathrm{g}$，如此逐渐增加，直到应使用量。如果初始量过大或增加量过大，就会造成面部充血、头发脱落、鼻血等风阳上动的症状出现。

四、小结

由此，我们就全面了解补阳峻品鹿茸的前生今世。这味自带神秘光环的血肉有情之品，可补肾阳，可益精血，效佳力猛，在使用的时候循序渐进，则有事半功倍之效。若猛加补益，则害人害己，良药变毒药。

最后，以一首咏颂诗来结束鹿茸的话题：

白山黑水生神物，天龙赐角顶灵珠。

峻补元阳添精髓，循序渐进开坦途。

第七章　仙丹路上的矿石药

第一节　端午时节话雄黄

很多人对雄黄的认识来源于雄黄酒。在那部曾经火遍大江南北的电视剧《新白娘子传奇》中，有个叫法海的老和尚，为了拆散许仙和白娘子，硬是让许仙在端午节这一天骗白娘子饮下了雄黄酒，结果，很傻很天真的许仙被现出原形的白蛇吓晕在床边。于是乎，惊天地泣鬼神的爱情终究还是败给了现实中的一杯雄黄酒，真可谓，一壶雄黄酒，两转断肠愁。

这个故事虽然夸大其词，却也反映了雄黄具有驱蛇的功效。雄黄到底有什么神奇之处，能让凶狠的蛇都退避三舍呢？

一、端午雄黄酒，但饮一杯无

纵观雄黄的发展史，一直以来伴随着"端午""蛇""酒""丹""药"等的纠缠。

古时候人们深信雄黄能杀百毒。早在公元前 2 世纪的《淮南万毕术》中就有记载："夜烧雄黄，水虫成列。"说明很久以前人们就已经开始利用雄黄来灭虫了。东晋时期《抱朴子》也有："带雄黄入山林，即不畏蛇。若蛇中人，以少许傅之，登时愈。吴楚之地，暑湿郁蒸，多毒虫及射工、沙虱之类，但以雄黄、大蒜等分，合捣一丸佩之。或已中者，涂之亦良。"

雄黄与端午联系在一起，也是基于雄黄驱虫的功效。在先秦时代，五月被视为毒月，五日被视为恶日，相传这天邪佞当道，五毒并出，荼害人间。人们便于这天在室内点燃雄黄，黄气渐渐弥漫，熏杀躲藏在屋角、墙缝中的毒蛛恶虫。

事实上，端午节及节后的一段时间里，气候炎热，正是各种昆虫和蛇类繁殖、活动猖獗的时候，再加上蝇虫飞动，毒气上升，疫病萌发，百病易从口鼻而入。人们就开始想办法驱虫避毒，于是就出现了涂撒雄黄、饮雄黄酒，或佩香袋，挂艾蒿、菖蒲等芳香性植物的习俗。

由此可见，无论是燃雄黄还是饮雄黄酒，都是人们长期与疾病做斗争的过程中积累出来的经验。关于雄黄酒，《清嘉录》中记载："研雄黄末，屑蒲根，和酒饮之，谓之雄黄酒。"旧时，雄黄酒为男性饮用，小孩不能喝，后来就演变成把雄黄酒涂在小孩的耳、鼻、额头、手、足等处，或者用雄黄和酒在孩子额头上画一个王字，希望如此能够使孩子们免受蛇虫伤害。

现在想来这种做法非常有道理，端午时节，各种昆虫和蛇类繁殖、活动猖狂，而小孩子又喜欢漫山遍野地乱跑，如果在他们身上抹点雄黄，就会使蛇等嗅觉灵敏的动物闻"味"而逃，这样就避免了蛇虫的伤害。而雄黄酒可以借酒的挥发性促进雄黄的扩散，更有驱虫的作用。

二、仙丹路上的雄黄

雄黄与丹药的关系，源于道家对神仙不死之药的追求，而雄黄是炼制仙丹的重要原料。

受《神农本草经》中雄黄"杀精物、恶鬼、邪气、百虫毒"的启发，炼丹的方士们认为服食雄黄可以轻身体，变神仙，于是便将它拌入饭中，搅揉成丸来吃，称为"真人饭"。

药王孙思邈就曾将这种"真人饭"放在丹鼎中升炼，得到了雄黄的针状结晶，并命名为"赤雪流珠丹"。据他说："若遇暴死、垂死之人，将此丹以酒灌下""少时即瘥""须臾即苏"，对于"小小疟疾"则"入口即愈，此药神验不可具说"。

隋朝的炼丹著作《九转流珠神仙九丹经》中有一个"饵雄黄法"，就是将雄黄、砒石、礜石放在巨大的土釜中加热升炼，最后得到了"其色飘飘，或如霜雪，白色钟乳相连"的砒霜。据说将此药与猪肠脂合蒸，吃了可以杀体内的"三虫"（即方士们认为人身体中的三种恶鬼），冬季裸体也不觉冷。

不仅雄黄，雌黄也是炼丹的重要原料之一。

魏晋时期重要道经《三皇文》中曾记载，郑隐传葛洪"二黄一赤"之法，即用雄黄、雌黄、铜炼制砷合金。葛洪还在他的炼丹术名著《抱朴子内篇》中记载了丹方化学知识。如："取雌黄、雄黄、烧下，其中铜铸以为器覆之。……百日此器皆生赤乳，长数分。"意思是说，雄黄与雌黄加热后都能升华为"赤乳"，也就是升华后的结晶体。

在丹药历史上，影响最深远的当属五石散。五石散又称寒食散，其药方源于汉代张仲景，初衷是为了治疗寒邪入侵引起的"伤寒"。其成分按照葛洪所述，为丹砂、雄

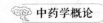

黄、白矾、曾青、磁石，服后使人全身发热，并产生一种迷惑人心的短期效应，今天看来实际上是一种慢性中毒。

五石散发展到魏晋时期，开始受上流社会的追捧，并且作为一种时尚开始流行。然而，据医书记载，服用这种丹药，不仅不能延年益寿，反而会引起不适。例如服用五石散后，会使人的皮肤燥热、敏感，所以不能穿质地较硬的新衣服和厚衣服，以防与皮肤摩擦而产生不适。现在看来，这种症状与慢性砷中毒引起的多发性神经炎有几分相似。初期临床症状是以指端烧灼、疼痛、发麻等刺激症状为主，逐渐出现感觉减退乃至消失。由此看来，魏晋名士穿宽袍大袖的飘逸风姿，可能也与这有一定关系。

纵观道家炼丹过程中所用的数十种药物，大部分都是含砷的化合物。内服少量砷剂，可使红细胞迅速增殖，在外表现为皮肤营养良好，颜色红润，在内表现为身体发热能御寒冷，所以才有服食仙丹者卧冰雪中热气蒸腾的现象。这些表现出来的"假象"使人们对仙丹的作用深信不疑，但时间一久，服用剂量过大，就会出现各种慢性中毒的症状，如狂乱烦躁、疼痛呕吐、痈疽陷背、脊肉溃烂等，最终导致死亡。所以，炼丹史上曾出现大量的悲剧，但是出于对"长生不死""服食飞升"的执着追求，道教炼丹术一直发展了千余年。

有雄黄，自然就有雌黄。雌黄和雄黄是一对鸳鸯矿物，常常共生在一个矿点上。雄黄原石为鲜艳的红色或者橘红色，常用来做药材；雌黄没有雄黄那么夺目，多呈柠檬黄色，常用来做颜料。古时用黄纸书写，写错了就用雌黄涂抹，因为雌黄本身的黄色，使得它在黄纸上涂改看不出来，功效跟今天的修正液相似。《梦溪笔谈》中就有"雌黄改字"的记载。成语"信口雌黄"就源于此，比喻不顾事实随意批评或乱说。

三、解毒杀虫话雄黄

（一）雄黄之功

雄黄药用历史悠久，长沙马王堆出土的帛书《五十二病方》中，即有三方用雄黄治疗疥癣的记载，《神农本草经》《名医别录》中也有同样的记载，《本草纲目》称其为"治疮杀毒要药也"。

雄黄辛温，有大毒，具有解毒、杀虫的功效，外用治疗恶疮、虫蛇咬伤、疥癣等。

在古方中，不论内服还是外用，雄黄都具有攻毒、治疗疮痈肿痛的作用。但是现在雄黄在临床上已经很少用于内服，一般多入丸、散剂，例如我们熟知的安宫牛黄丸、牛黄解毒片中都有雄黄的影子；雄黄外用也不可大面积涂抹及长期使用，以免透过皮肤吸收过多，导致中毒。

对于蛇虫咬伤，《神农本草经》中提到，雄黄"杀百虫毒"。其实雄黄只对毒昆虫咬伤后出现的红肿痒痛有效果，至于真正的毒蛇咬伤，雄黄无治疗作用。白娘子喝雄黄酒显蛇形，其实就是雄黄杀虫消毒功效的演绎。

此外，雄黄可用于治疗蛔虫等肠道寄生虫引起的虫积腹痛症，通常与槟榔、牵牛子等驱虫药配伍使用。还能治疗蛲虫病引起的肛门瘙痒。现在，由于西医驱虫药的普及，目前已很少再采用雄黄来驱杀肠道寄生虫。

中医认为中药的毒性即它的偏性，偏性越强，功效也就越强。或许是为了证明这一理论，雄黄还被发现有一个值得载入史册的功效，那就是治疗白血病。中医认为，白血病是邪毒入血伤髓，产生血瘀，瘀血不去，新血不生所致。所以，毒和瘀是它的主要病理因素，治疗应当解毒化瘀。雄黄解百毒，消积聚，化腹中瘀血，与具有解毒凉血、散瘀消积功效的青黛共同组成了一个治疗白血病的经典方子——青黄散。

青黄散在元代《世医得效方》和明代《奇效良方》中均有记载，被后人发现并发掘。现代研究证实青黄散通过使细胞核变性，导致白血病细胞发生凋亡。而雄黄中含有砷，砷与细胞内的巯基（—SH）结合，可以导致细胞凋亡，由此可以看出雄黄在该方中发挥作用的机制。

（二）雄黄之慎

除了不能过量服用，不能久服，孕妇不能服用外，雄黄还忌火煅。雄黄中的二硫化二砷经火煅后，会转变成三氧化二砷，也就是砒霜。砒霜致死剂量仅为每千克体重 2 mg，通常来说，口服 10 mg 就会引起中毒。民间故事中，潘金莲毒杀武大郎用的就是砒霜。所以，民间也有"雄黄遇火赛砒霜"的说法。

现代研究证实，雄黄中的主要成分为硫化砷，砷是提炼砒霜的主要原料，所以民间有"喝雄黄酒等于吃砒霜"的说法；雄黄还有较强的致癌作用，即使小剂量服用，也会对肝脏造成伤害。因此，服用雄黄极易使人中毒，轻者出现恶心、呕吐、腹泻等症状，甚至出现中枢神经系统麻痹、意识模糊、昏迷等，重者则会致人死亡。

如何消减雄黄的毒性呢？可以用水飞的方法。

操作方法为取净雄黄加适量清水共研细，再加多量清水搅拌，倾出混悬液，下沉部分再按上法反复操作数次，除去杂质，合并混悬液，静置后，分取沉淀，晾干，研散。水飞雄黄之所以减毒，是因为在水飞的过程中，氧化砷，也就是砒霜在水中溶解度大，随水被倾出，从而起到减毒作用。因此，水飞法能使雄黄达到极细、净制、降低毒性、便于制剂的目的。

（三）雄黄之鉴

最后，再来看一看雄黄的性状鉴别特征。

雄黄来源于硫化物类雄黄族雄黄，主产于湖南、湖北、贵州、云南、四川等地。

药材呈不规则的块状或粉末，大小不一。全体呈深红色或橙红色。块状者表面常覆有橙黄色粉末，以手触之易被染成橙黄色。质脆，易碎，断面暗红色，具细砂孔。微有特异的臭气，味淡。燃烧易熔融成红紫色液体，并生黄白色烟，有强烈蒜臭味。

雄黄的颜色是判断其质量的一个重要指标。一般来说，颜色越红说明它的纯度越高，质量越好。紫红如鸡冠色的雄黄，纯度较高，质量也较好，又有"鸡冠石"之称。稍逊的雄黄表面浅红色，断面呈红白相间或偏带白者含有大量氧化砷，纯度较低，毒性较大。而雌黄的颜色则较浅，呈柠檬黄色，所以从颜色判断雄黄的质量，有很大意义。

四、小结

最后，以一首咏颂雄黄的诗来结束雄黄的话题：

都云雄黄驱邪毒，魏晋丹道乱五胡。

用之得法绝疮疥，火煅成砷使人荼。

第二节　驱邪圣品话朱砂

很多人听过红玫瑰和白玫瑰的故事，"也许每一个男子全都有过这样的两个女人，至少两个。娶了红玫瑰，久而久之，红的变了墙上的一抹蚊子血，白的还是"床前明月光"；娶了白玫瑰，白的便是粘在衣服上的一粒饭粒子，红的却是心口上的一颗朱砂痣。"

蚊子血也好，朱砂痣也罢，都是不好的男人推卸责任的借口，如果每一个男人都能把蚊子血变成心口的朱砂痣，这个世界上将会减少很多痴男怨女。

艳红的朱砂，不仅仅在朱砂痣中夺目耀眼，在我国源远流长的使用历史中也大放异彩。古代皇帝的"朱批"、中国书画"丹青"一词的由来，都与朱砂有着密不可分的关系。

一、一抹朱砂色，冠艳五千年

朱砂这个名字的由来，应该归咎于中国男人几千年来的处女情结。

据晋朝《博物志》记载，壁虎"以器养之，食以朱砂，体尽赤，所食满七斤，治捣（dǎo）万杵，以点女人支体，终身不灭，唯房室事则灭，故号守宫"。意思是说用朱砂来喂养壁虎，壁虎全身变红。当喂到七斤的时候，将壁虎捣烂，点在女子的胳膊上，就会留下一个不褪色的红点，如果女子失贞或结婚，红点就会脱落，这个红点即为守宫砂。

这种说法后来流传了下来。如唐代著名诗人李贺有诗为证："烛火高悬照纱空，花房夜捣红守宫。"

到了宋代，随着理学的兴起，"守宫砂验证贞洁"的观点开始得以推广。但刚使用时，由于经验不足，曾闹出过许多笑话，甚至还曾引发过冤案。如四川万县大富豪林宓临行前给五位侍妾涂抹守宫砂，第五位侍妾因洗澡导致守宫砂消失，被林宓怀疑，最终含冤自尽。

由此可见，守宫砂并非牢不可固，一经水洗便会褪去，因此，要想长久保持，就要经常涂抹。所以，用守宫砂检验贞洁的做法也值得怀疑，但是在封建社会，这种做法却赢得了一部分卫道士的推崇和赞同。由此也衍生了众多武侠小说借用守宫砂来做的文章。如《神雕侠侣》中小龙女的手臂上本来有一个守宫砂，但当她被道士尹志平非礼后，守宫砂也就消失了。再如《侠客行》里的梅芳姑一生为情所困，死后手臂上露出了守宫砂，众人才发现梅芳姑仍是处子之身。

据考证，在中国古代，有一种叫朱宫的雌性变色龙。在它的繁殖季节，将其捕获捣烂后和朱砂混合在一起，这种混合物即为守宫砂。现代科学证实，雌性变色龙在繁殖期，体内雌激素含量非常高，以它为主原料制成的守宫砂与雄激素相遇时，雌雄激素中和，守宫砂的颜色便会消失。所以，用它来标记女子的贞操，虽不能全信，但也有一定道理。

然而，苏恭却持不同见解，他认为："蝘蜓又名蝎虎，以其常在屋壁，故名守宫，亦名壁宫。饲朱点妇人，谬说也。"

还有人认为，点守宫砂代表了古代女性的一种态度，单身时才点，一旦结婚或碰到心仪的男子，就表示不再单身了，自然也就不会再点守宫砂了。从现代医学角度来看，守宫砂是一种心理暗示，它使那些被点上守宫砂的女性产生敬畏廉耻之心，不敢越过道德的底线。

在我国历史上，朱砂不仅是传说中"朱砂痣"的原料来源，还是自古以来朱红色颜料的来源。从六千多年前河姆渡遗址中的朱砂涂色漆碗，到上古时期的涂朱甲骨；从马王堆汉墓帛画上的华美朱色，到宫廷庙宇墓室壁画中的红色花纹；从宋朝帝王钦点状元的辰砂到明清皇帝的御笔朱批；从古代巫术到今日道士之朱砂符咒，都离不开朱砂的身影。

朱色堂皇正大，结合墨色，就有了彰显文明、参悟天道、安身立命的意义。"朱批"一词的由来就是最好的佐证。上古时期，人们把朱砂磨成红色粉末，涂嵌在甲骨文的刻痕中以示醒目，后世的皇帝沿用此法，用辰砂的红色粉末调成红墨水书写批文，就有了"朱批"一词的由来。

在我国传统文化中，朱砂红属于正宗的中国红，代表着吉祥、喜庆、热烈、奔放、激情和斗志。所以，我国古代的许多宫殿和庙宇墙壁都是红色，官吏、官邸、服饰也多以大红为主，即所谓"朱门""朱衣"。发展到现代，每到逢年过节，婚嫁喜庆，从张灯结彩、服装用具，到所用的装饰配备等，无不用大红的颜色来体现喜事的风采。

在古代，朱砂的鲜红颜色还可以驱逐邪恶。也正因为此，朱砂常被撒入墓葬中，或填塞在存放玉器的箱盒中，或用朱砂染成红色的丝绢包裹玉器，使朱砂成为出土玉器上最明显的附着物质。不仅如此，古人还认为随着时间的流逝，朱砂会渗入玉质，造成沁色，致使朱砂沁的说法在坊间广为流传。事实上，朱砂并不能沁入玉中，众多的考古实物与传世品已经证实了这点，比如广州西汉南越王墓出土的玉质剑饰器，表面覆盖着厚薄不一的朱砂，但都止于附着，丝毫不能改变玉器的呈色。

风水学研究者认为，朱砂产生于集日月精华于一体的矿脉中，吸收了天地正气，所以带有极强的磁场，正因为此，朱砂不同于玉石握在手中冰凉的感觉，它会给人温暖的感觉，这或许也是朱砂能辟邪的原因之一吧。

二、仙丹路上的朱砂

历史上，"朱砂"还一直掌握着"长生不老"和"永世传承"的秘密信息，尤其在历史神话故事中，"长生不老丹"始终是贯穿和连接"人与神"关系的"实物纽带"。

《史记·封禅书》中汉武帝时期，方士们用丹砂和其他药物炼制延年益寿丹药，为我国炼丹术最早的记载。在此后追求仙丹过程中，朱砂逐渐成了炼制仙丹的头等药材，有葛洪《抱朴子》记载为证："仙药之上者丹砂，次则黄金，次则白银……。"

我们在很多炼丹著作经常看到的"还丹"或"九转还丹"，就是朱砂中的硫化汞。炼丹家把红色朱砂称为"还丹"，重复多次炼制所得的丹砂称为"九转还丹"。

炼丹术的兴旺直接催生了化学原理炼制朱砂方法的产生。如古人将硫黄和水银放在特制容器中，按一定火候提炼成人工硫化汞，这种人造硫化汞被称为银朱或紫粉霜。

三、朱砂药用是与非

（一）朱砂之源

朱砂又名辰砂，为汞化合物类矿物辰砂族辰砂。古代认为湖南辰州，即今天的沅陵，为朱砂的道地产区，所以朱砂才有了辰砂之称。事实上辰州只是朱砂的集散地，并不是朱砂的产地。朱砂真正产于贵州、湖南、四川、广西和云南等地。

朱砂原矿石被采挖后，通常是用磁铁来吸去铁屑，再用水淘去杂质，打成小块状，继而用水飞法制成细粉。水飞的目的有两个，一是除去可溶性汞盐，起到减毒目的；二是为了洁净药物，便于制剂和服用。

具体操作方法为将朱砂置乳钵中，加适量清水研磨成糊状，再加多量清水搅拌，倾取混悬液，下沉的粗粉再如上法，反复搅拌多次，直至手捻细腻，无亮星为止，合并混悬液，取沉淀晾干，研细，即成。水飞后的朱砂为朱红色极细粉末，体轻，以手指撮之无粒状物，以磁铁吸之无铁末。

天然朱砂在自然界中多以晶体形式存在，色泽从鲜红色到深红色、黑红色都有，通常呈大小不一的块片状、颗粒状或粉末状，以鲜红色或暗红色者居多，也有条痕红色。质重而脆，比重8.09～8.20。其中呈细小颗粒或粉末状，色红明亮，触之不染手者，习称"朱宝砂"；呈不规则板片状，大小厚薄不一，边缘不整齐，色红而鲜艳，光亮如镜面微透明，质较松脆者，习称"镜面砂"；块状较大，方圆形或多角形，颜色发暗或呈灰褐色，质重而坚，不易碎者，称为"豆瓣砂"。

有天然，就有人工。人工朱砂又称"灵砂"，是以水银、硫黄为原料，经过加热提炼而成，硫化汞含量在99%以上。人工朱砂呈盆状，商品中多为大小不等的碎块，全体暗红色，断面呈纤维柱状，习称"马牙柱"，具有宝石样或金属光泽，质松脆，易破碎。

（二）朱砂之功

两种朱砂在功效和使用上有什么差异呢？

通常认为，天然朱砂中除了含量极低的游离汞和硫化汞以外，还含有很多微量元素。这些微量元素具有重要功效，如天然朱砂中含有的硫元素是体内蛋白质及一些酶的组成部分；含有的硒和锌能提高人体免疫功能，有抗衰老和抗慢性病作用。因此，朱砂发挥临床功效的成分除了硫化汞以外，还有微量元素。天然朱砂中游离汞和硫化汞含量极低，一定情况下可以内服。

人工合成朱砂中硫化汞含量在99%以上，游离汞的含量也较高，如果内服，这些成分很容易被人体吸收，也容易引起人体中毒，所以历来主张合成的朱砂只能外用，不宜内服。

天然朱砂与人工朱砂价格差异较大，在实际商品鉴别中有一定难度。如果两者都是块状，还比较容易区分；如果都研磨成细粉状，就不好鉴别了。

早在春秋战国时期朱砂就开始应用于临床，《黄帝内经》《神农本草经》等书中的记载都说明了当时已经认识到朱砂有安定心神、辟秽浊的作用。

朱砂味甘，性寒，归心经，有毒。具有镇心安神，清热解毒的功效。

首先它是一个宁心安神兼有清心热的安神药，除了一般的心神不宁外，最适合心火盛或心经痰热所致的惊悸、癫狂、失眠、心神不宁等症。事实上，在古代，这类癫狂、心悸、烦躁不眠症常被称为邪，而传统中医药方剂中，医治这类疾病，首选的药物就是朱砂。所以，朱砂的镇静、催眠、安神功效应该就是民间所说朱砂"辟邪"的根源所在。

朱砂清热解毒作用主要用于疮疡肿痛、口舌生疮一类的症状，古代有内服和外用两种给药途径，现在主要是外用这一种途径。

朱砂不溶于水，所以内服时不入汤剂，多入丸、散剂，如朱砂安神丸、磁朱丸等。每次用量，一般都控制在0.5 g以下，一旦过量，就会引起急性中毒，表现为对神经系统的毒害，中毒机理是汞与机体蛋白质中的巯基结合，引起酶失活，导致机体生理功能失常。而长期服用朱砂也会引起慢性中毒，表现为口腔糜烂，牙龈糜烂，尿血，肾功能损害等症状。所以临床使用时，要充分强调内服不能大量，也不能持续，避免它的蓄积中毒。

我国医药学对朱砂毒性的认识，经历了由"无毒"到"有毒"，到"限量"使用的过程。自《神农本草经》将其列为上品以来，直至明清之前，对朱砂的毒性，特别是导致的慢性中毒，基本上没有认识，几乎均认为朱砂"无毒"。

直到明清时期，医家才改变了对朱砂"无毒"的认识，如《神农本草经疏》中载："若经伏火，及一切烹炼，则毒等砒、硇，服之必毙"，不仅指出了朱砂的毒副作用，还指出了火煅可使朱砂毒性增强。这是因为朱砂中的硫化汞经火煅后析出水银，有剧毒。大家想一想，佩戴朱砂饰品对人体有没有伤害呢？通常来说，朱砂中的汞在300℃以上高温时才会析出，所以佩戴朱砂饰品对人体不会有伤害。

四、小结

最后，以一首咏颂诗来结束朱砂的话题：
辰砂奇重含汞银，丹青之首艳古今。
阳磁开运镇邪煞，触手生温定心神。

第八章　奇香异宝

第一节　万金传奇话沉香

自古以来，民间流传着这样一种说法"红木按吨卖，黄梨木按斤卖，而沉香则按克来卖"。

很难想象，一块普普通通的木头居然是按克来售卖。这种"一片万钱"的沉香有什么特殊之处值得按克来售卖呢？原来它集天地之灵气，汇日月之精华，蒙岁月之积淀，所以价格百倍于黄金，堪称"植物中的钻石"。

近年来，由于它的特殊性、珍贵稀有性及治病救人的作用，历史上"千金易香"的情境再次出现。

今天就来谈谈这味名贵稀有之物的特殊性，先从它的历史开始。

一、香之魁

我国的香文化肇始于春秋，成长于大汉，成熟于盛唐，鼎盛于宋，传承于明清至今。在这个过程中，沉香的使用最早出现在汉朝，汉武帝击溃匈奴统一西南，盛产沉香的边陲地区进入大汉版图，大量沉香涌入内地。也是从汉朝开始，皇室祭天，祈福，礼佛，拜神等重要仪式上都要熏烧沉香。

魏晋南北朝时期，随着佛教传入中国，作为最高级香品的沉香开始声名鹊起。很有意思的是，沉香在燃烧之前几乎没有香味，只有在燃烧时，才会产生摄人心魄的香气。如史书中记载隋炀帝除夕夜烧沉香不计其数，数十里范围内均可闻到香气。

到了唐代，中国的香文化发展成以沉香为主，并且刮起了一阵用沉香建筑楼台亭阁的奢靡之风，佐证材料就是记述唐玄宗与杨贵妃的《沉香亭咏牡丹亭》，用沉香建造的亭子，足够霸气地说明了沉香的尊崇性。

宋代出现了品香文化，享受沉香成了一种高雅的生活象征。尤其以流行饮用熟水为胜。熟水类似于今天的花草茶，宋仁宗就是熟水的狂热爱好者，他认为："熟水以紫苏为上，沉香次之，麦门冬又次之。"《天香传》的作者丁谓"临终前半个月，已不食，但焚香危坐，默诵佛书，以沉香煎汤，时时呷少许。……附嘱后事，神志不乱，正衣冠奄然而去"。我国传世名画《清明上河图》上描绘的"刘家上色沉檀拣香铺"指的就是刘姓人家经营的上等沉香、檀香、乳香等香料的香铺。正是在这样的社会风气下，沉香的研究得到了发展，以至到明朝形成了很多关于沉香的著作。

明清时，人民对沉香的喜爱开始体现在将其加工雕刻成各种精美的雕件。

纵观历史发展，中国香文化发展史上，沉香始终处于核心地位，以至于在我国四大名香沉香、檀香、龙涎香、麝香，即"沉檀龙麝"中居于首位，被誉为"香中之王""香中之魁"。

因为沉香的香气淡雅宜人，是唯一被世界五大宗教（佛教、道教、基督教、回教、天主教）共同认可的"灵气"，据说它的香汇天地阴阳五行之气，能让人与"神灵"沟通。基督教的圣经中就曾记载"耶稣诞生时，东方三博士带着沉香、乳香、没药、黄金等贵重礼物前来拜朝圣婴"，足见沉香在基督教中的崇高地位。

关于它的名贵性，还可以在文学作品中找到证据，比如《三国演义》里提到，张飞死后，孙权用沉香做了一个匣子，把张飞的首级送还给了刘备；再比如《红楼梦》里元妃省亲的时候，赐给了她的祖母贾老太太一个沉香的拐棍。这两个例子都可以看出，在古代沉香只是一些达官贵人、王公贵族才能享用的奢侈品。

如今，上等的沉香早已经远超过其香料所体现出的价值，成为收藏界的宠儿。相关数据显示，从 2009 年开始，天然沉香的价格涨势惊人，价格飙升了几十倍，据说不久前，一个高 1.2 m，直径 20 cm，总重不过 8 kg 的沉香木头，居然卖到了 9400 万元。正可谓，古有"沉香救母"，今有"沉香救市"，神话故事中，沉香挥开大斧，救的是自己的母亲，现实世界中，沉香身价飙升，救的是投资市场。

二、沉香本色

谈了这么多，来看看什么是沉香，沉香是怎么产生的。

李家实主编的《中药鉴定学》课本上关于沉香来源有：沉香来源于瑞香科植物沉香 *Aquilaria agallocha* Roxb. 或白木香 *Aquilaria sinensis*（Lour.）Gilg 含有树脂的心材。而《中国药典》（2015 年版）中收载的沉香则仅来源于白木香。

为什么会有这种差异呢？

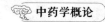

（一）沉香之源

严格来讲，我国国内不产沉香。沉香主产于越南南部、马来西亚、印度尼西亚的热带雨林中。我国曾尝试引种，结果均以失败告终。后来在国内发现沉香的一个"兄弟"——白木香，也结香，就把它结的香称为"国产沉香"，真正意义上的沉香称为"进口沉香"。

沉香与松香、檀香不一样，它不是一种单纯的木材，它是一种混合了树脂成分和木质成分的固态凝聚物。这种树木本身不结香，它的木料木纹粗糙，质地疏松，基本没有价值，但是一旦受到伤害，比如虫害、雷击、砍伤等后，由于真菌的侵入使其组织内部发生变化，自身就会分泌树脂等物质来修补受伤部位，分泌出来的物质会与空气中成分相结合，便开始了沉香木缓慢自我疗伤的过程。

这个过程少则数十年，多则数百年，最后形成的香脂凝结于木材中。更为奇特的是，伤害愈合之时也是沉香树生命走到尽头之时。整个过程是一个漫长的历程：天然沉香树一般要到十年以上才有发达的树脂腺，才有可能形成"香结"，而"香结"还要经过漫长的时间才能真正"成熟"。有的沉香树寿命长达数百年，倒伏后留存的沉香往往也有数百年以上的寿命，所以古人称赞沉香是"集千百年天地之灵气"。

天然沉香树在自然界中生长，有可能结出沉香，也可能从生至灭从未结香，可以说，天然沉香对于沉香树来说，完全是一种偶然的现象。

沉香的生命就是一个经历风雨、伤痛、辉煌与死亡的历程，或许这也是沉香名贵的原因之一吧。

（二）大自然的瑰宝

一般来说，沉香木凝聚的树脂越多，沉香的密度越大，质量也越好，所以古人常用沉香能否沉水来评价它的等级。沉水者称为"沉水香"，这种沉香现在很难见，多属于收藏品，价格也贵得出奇；半浮半沉者，名为"栈香"，也称"笺香"或"弄水香"；再次，稍稍入水而漂于水面者，名为"黄熟香"，而药店销售的沉香饮片多是此类。一般来说，沉香木中树脂含量大于37%时就会沉水。

根据沉香形成原因不同又将其分为6类：因为各种原因，沉香木倒地，经风吹日晒雨淋，剩余不朽之材，称为"倒架"；沉香木倒地后埋于土中，受微生物分解，剩余未腐朽部分，称为"土沉"；倒地后埋于沼泽中，经微生物分解，再从沼泽中捞起的未腐烂部分，称为"水沉"；活体树经人工砍伐，置地经白蚁蛀食者，为"蚁沉"；活体树直接取得沉香者，称为"活沉"；树龄十年以下，已稍具香气者，为"白木"。

根据形成过程不同分四种：熟结、生结、脱落、虫漏。完全自然条件下因腐朽凝结聚集而成的沉香，称为"熟结"；因刀斧砍伐受伤，流出膏脂凝结而成的沉香称为"生结"；因木头自己腐朽凝结成的沉香，称为"脱落"；因虫蛀食，其膏脂凝结而成的沉香称为"虫漏"。

沉香名贵的原因之一是它的形成太缓慢，要历经数十年至上百年。而沉香面临的现状是：野生资源越来越少，需求量越来越大，自然状态下产的沉香已经无法满足市场需求。

（三）人工结香

遗憾的是，沉香的香气至今无法合成，人工结香应运而生。目前，人工结香主要有两种方法：传统开香门结香法、注射法。选取成熟的白木香树，进行人为砍槽等伤害，促进香树结香，将结有香脂的木材挖出，便形成了沉香木。这个过程比较漫长，首先，成熟的白木香一般需要二十到三十年树龄才能产生树脂腺；其次，香树受到伤害后的结香过程至少也需要五到八年。注射法，顾名思义就是打点滴法，只不过这次的对象是树而不是人。即从白木香结香的部位分离、提纯、筛选出可以促进结香的菌种，把这种菌种配制成菌剂注入沉香木中，注入的菌剂会顺着水分流通方向向树梢方向行进，进而在整个树干中部形成一个环状香脂。这种方法只需要一年半就可以收获人造沉香。

此外，还有火烙法、钻孔法、凿洞法等多种伤害沉香树促使其结香的方法。总之，沉香的诞生都离不开"伤害"这个关键词。然而，这种人为伤害结出的沉香往往产量和质量都较低，想要收获到好香，就得靠运气。

沉香的形成与自然环境、自身的特点密切相关，是一味可遇不可求的药物，可谓集天地之精华，是大自然的神奇产物。

正品沉香呈不规则块状、片状，表面有凹凸不平的刀削痕，偶有孔洞；可见黑褐色树脂与黄白色木部相同的斑纹；孔洞及凹窝表面多呈朽木状。质较坚实，断面刺状。气芳香，味苦。伪品沉香呈不规则条、块状；具刀削痕；表面棕褐色或淡棕色，有油性；具稀疏的棕黑色纵纹。断面具明显的年轮纹，无棕黑色小点。质坚实而硬，具柏木香气，味涩。燃烧时具柏木香气。

沉香有什么神奇妙用呢？让我们一起走近名贵中药——沉香。

三、上古佳药话沉香

沉香药用最早记载于魏晋陶弘景所著《名医别录》中，列为上品。

沉香，属于理气药。《本草通玄》记载："温而不燥，行而不泄，扶脾而运行不倦，达肾而导火归元，有降气之功，无破气之害，洵为良品。"书中认为沉香是一味理气佳品，并能降逆，归脾、胃、肾经，虽能理气但却不伤气、耗气。

沉香因香而命名，芳香而善于走窜，因此是一味重要的行气止痛药物，效果显著，适用于多种气滞疼痛证，主要是胃肠的气滞，主要表现是胃脘部的胀满和疼痛，这种疼痛位置不固定，有走窜性。

沉香性温，善于散寒，所以在治疗胃肠气滞的时候，更加善于治疗寒凝气滞，表现为喜热恶寒。寒凝气滞导致的胀满和疼痛，喝些热水，或用温热之物敷在腹部，都可以得到一定的程度上缓解。

关于其治疗各种痛症的作用，现代药理学研究结果进行了很好的解释：沉香散发香气的成分主要是一些倍半萜类，这类成分是水溶性的，分子量比较小，吸收入血速度比较快，沉香泡水用来治疗心绞痛、冠心病，效果是非常好的。

沉香质重，尤以优质者明显。因其味苦质重而下行，具有降胃气而止呕的功效，可以治疗各种恶心呕吐。并且沉香具有明显的温性，所以更加擅长温中止呕，治疗寒邪引起的恶心呕吐。

沉香还有一个神奇的功效，叫作纳气平喘。主要表现为喘，出气多，进气少，这种虚喘称为肾不纳气。肾不纳气，肾气虚、肾阳虚、肾阴虚都可以出现。沉香属于温性的药，常用于肾阳虚或者肾气虚，肾不纳气导致的喘。肾阴虚导致的肾不纳气，沉香还是不太适合的，因为沉香是温性的药物。

看到这里，大家会有一个疑问，什么叫肾阳虚？肾气虚？肾阴虚？

肾气虚，主要表现为遗精、遗尿、带下、崩漏等肾气不能固摄的征象。肾气虚发展到一定程度可以导致肾阳虚。肾阳虚是指肾阳不足，主要表现男性阳痿不育，女子不孕等性功能和生殖机能的减退，以及畏寒肢冷，就是形容人格外怕冷，总是四肢不温。肾阴虚即肾阴亏损，多见于中老年人，主要表现为腰膝酸痛，眩晕耳鸣，或伴有潮热、盗汗等虚热征象。潮热形容热是阵发的，像潮水一样；盗汗是指人入睡之后汗出，醒后汗止。这些都是阴虚的典型表现。

由此，我们了解了沉香可以行气止痛，止呕，纳气平喘。尤其是其行气止痛的效果，特别明显。但是在临床上，较少运用沉香这味药物，原因一是药源紧张、价格昂贵，有很多植物类的理气药物可以替代，比如陈皮、青皮、枳实等，价格便宜、药源充足；二是沉香的煎服方法特殊，或入汤剂，需要后下，或做成散剂，就是磨成很细的粉末使用。

四、小结

沉香，这味千年古香，散发着奇特的香气，故名曰香；又因其质重，故名曰沉。善于散寒，止呕，行气止痛，纳气平喘，其中行气止痛的神奇之效尤为突出，正所谓"百香之王"。

最后，以一首咏颂诗来结束沉香的话题：

脂木合和结沉香，破而后立抵万金。

行气止痛平恶喘，百香之首五教尊。

第二节　诸香之冠话麝香

近几年流行的宫斗戏中，后宫嫔妃为争宠几乎无所不用其极，麝香估计是出现频率最高的宫斗杀器，轻则使人流产，重则使人终身不孕。那部红遍大江南北的电视剧《甄嬛传》，更是把麝香致流产、不孕的功效演绎到人尽皆知、登峰造极的地步。无论是安陵容送给甄嬛的舒痕胶，还是华妃长期使用的欢宜香，或是皇后送给祺嫔的麝香珠中，都藏有麝香的身影，并最终导致了各位嫔妃小主的流产或不孕。

大都都很好奇：麝香到底是一种什么样的药材？真有使人闻之流产、不孕的神奇功效么？事实上，麝香与灵猫香、海蛎香、龙涎香是众所周知的四大动物名香，其中麝香气味浓郁，位列四香之首，被誉为"诸香之冠"。不仅如此，麝香开窍醒神、活血通经、止痛催产十八般技艺样样精通，堪称中药界开窍醒神第一要药！并非宫斗剧中被众人所熟知致流产、不育不孕、催情等的"宫斗杀器"。

一、诸香之冠话麝香

（一）麝香之源

麝香，又叫遗香、脐香、心结香、当门子等，来源于雄性麝的分泌物。麝，又称为麝獐、香獐，特点是前肢短后肢长，蹄小耳大，雌雄都无角，但雄性有发达的獠牙，喜欢栖居在山林中，多在拂晓或黄昏后活动，听觉、嗅觉均发达。麝主要分布于我国西藏、内蒙古以及中东、西伯利亚等地。在我国有林麝、马麝、原麝、黑麝和喜马拉雅麝五个品种，但《中国药典》（2015 年版）规定，只有林麝、马麝和原麝成熟雄体香囊中

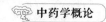

的干燥分泌物才是麝香的正品来源。

香囊是雄麝的副性征之一，位于雄麝的肚脐和生殖器之间。关于香囊分泌麝香的原因，陶弘景认为，麝夏天吃蛇、虫，香囊开始分泌香料，到了寒冬时节，分泌的香料一般已填满香囊。待到来年春天，香囊肿胀有疼痛感，麝会用蹄尖把香料挤出来，用粪便覆盖。这样的麝香非常名贵，比杀死麝后取到的麝香要珍贵，是采香人梦寐以求的瑰宝，但也极难获得。但麝几乎不可能自己用蹄尖把麝香挤出来，历史上传统采用杀麝取香的方法，如唐代许浑《寄题南山王隐居》中就有"随风收野蜜，寻麝采生香"的说法，这里"生香"就是杀麝取香的意思。面对人类暴力取香，麝常秉承宁为玉碎、不为瓦全的姿态。宋代张师正轶事小说《倦游录》中有："麝绝爱其脐，每为人所逐，势急即投岩，举爪剔裂其香，就絷而死，犹拱四足保其脐。"意思是说麝被人类逼迫到明知有死无生的时候，会选择摔下悬崖、把香囊撕裂，死后也要用四足保护自己的肚脐。

事实上，麝香气味浓郁，是雄麝为了吸引异性才分泌的一种产物，所以只有成年性成熟期的雄性才会分泌。而雄性麝也只有在 3 岁以后产香才最多，因此麝香的产量十分有限。为了获得更多麝香，麝被大肆捕杀，造成了野生资源的枯竭。其实这种方法无疑是"杀鸡取蛋"，1979 年，麝鹿成了濒危野生动植物种国际贸易公约（CITES）中的受保护濒危物种。2003 年，我国将麝科类设定为国家一级保护动物，至此，猎杀麝的行为在法律层面上被禁止，麝才得到了一定的保护，也因此，活麝刮香、人工麝香代替天然麝香成为大势所趋。

人工麝香是根据天然麝香各成分配比，人工制成的产品，与天然麝香的主要药理作用基本相同，物理性状也相似，临床疗效确切，可与天然麝香等同配方使用，如《中国药典》收载的麝香祛痛搽剂中入药的就是人工麝香。天然麝香中所有成分都是动物体内的纯天然有机成分，与人工麝香一样价格昂贵，所以两者基本都药用。而日化产品中出现的麝香，多是人造麝香。人造麝香是一种不具有相似药效、不存在或只微量存在天然麝香与人工麝香中的物质，价格便宜，深受日化产品的青睐。

（二）历史与时光的芬芳

作为一种香料，麝香是一个充满魅力的话题。上至昂贵精致的香水，下至香皂，洗发香波，香粉，甚至牙膏，巧克力，口香糖……麝香的身影无处不在。

古人把麝香当作香料，用来芳香身体，驱虫辟邪，我国第一部本草学著作《神农本草经》称麝香"主辟恶气"，可见麝香芳香辟邪的功效。著名诗人杜甫在《丁香》中"晚坠兰麝中"的诗句就体现了麝香作为香料的使用。温庭筠在《达摩支曲》中有"捣麝成尘香不灭"，充分表达了麝香气味持久的特点。事实上，固态的麝香有恶臭味，但气息浓郁且经久不散，若以微量麝香与其他香料搭配使用，则能使香气更为稳定持久，因此麝香多用来做香水的定香剂。

我国古代著名的和合香中也有麝香的身影。和合香是根据中医"君臣佐使"配伍理论将各种香料根据养身养性目的配制而成的成香品。著名的《清真香歌》"四两玄参三两松，麝香半分蜜和同。丸如弹子金炉爇，还似花心喷晓风"就精准地描述了和合香丸制作所用香材和香品的形状大小，薰烧方式，以及所散发出的气味。

历史上文人雅士留下了很多用麝香合制和合香的诗文。苏洵《香》中写到以麝香为原料，用模具制作"线香"的记载："捣麝筛檀入范模，润分薇露合鸡苏。一丝吐出青烟细，半炷烧成玉箸粗。"此诗也是关于线香制作的较早记录。陆游《烧香》中曾用诗句"小斫海沉非弄水，旋开山麝取当门"来描写用海南沉香、麝香等原料合制薰香。诗中，"海沉"指的是海南沉香，因半浮半沉于水得名"弄水香""当门"指麝香里的颗粒状物。但是由于麝香气味浓郁、霸气，不适合古人对清雅香气的追求，所以，在和合香的制作中麝香很少作为君香，一般用作香品的活泼剂，起到改变香气的作用。

古代后宫中，麝香被妃子们当作香囊来争宠也不罕见。汉成帝时期，宠妃赵合德曾向她的孪生姐姐，皇后赵飞燕进献过麝香。《西京杂记》云："赵昭仪上姊赵飞燕三十五物，有青木香、沉木香、九真雄麝香。"后来赵氏姐妹用麝香制成了一种"息肌丸"，塞到肚脐里直接融入身体，使肌肤润泽，身有异香，慢慢地在宫廷中使用麝香就很普遍了。

在古代，麝香还被添加到墨水与颜料中制成"麝墨"。如蒋清翊注引《初学记》："韦伯将《墨方》曰：合墨法，以真珠一两，麝香半两，皆擣细，后都合下铁臼中，擣三万杵，杵多愈益，不得过二月、九月。"用麝墨写出的字、画出的画，不仅芳香清幽，还能防腐防蛀，如元代马祖常《礼部合化堂前后栽小松》诗之二："微风吹几幌，砚池麝墨香。"而麝墨这一词，发展到了今天多指名贵的香墨。

由此可见，在中国香文化发展史上，麝香具有举足轻重的地位。

（三）珍贵的软黄金之鉴别

由于麝香的珍贵性，使得麝香的价格节节攀升，野生麝香甚至卖到了每克上万元，比黄金还要贵。购买如此昂贵的商品，鉴别方法尤为重要。麝香传统的采收方式是猎麝取香，捕获雄麝后，将其脐部腺囊连皮割下，将毛剪短，捡净皮毛等杂质，阴干，习称"毛壳麝香""毛香"；剖开香囊，除去囊壳，颗粒者习称"麝香仁"。这种方式血腥、残忍，动物难逃一死，随着时代的发展和社会的进步，人工饲养和活麝刮香等使得取香方式越来越人性化。活麝取香的方式主要有"捅槽取香""手术取香"及"等压法"等

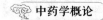

方法，既不伤害麝，又能循环采香，这种方式挖取的香仁称散香。

毛壳麝香呈囊状球形或椭圆形，直径 3~8 cm，厚 2~4 cm。开口处的革质皮密生灰白色或灰棕色短毛，从两侧围绕中心排列，中央有一"囊孔"，直径约为 3 mm，另一侧为棕褐色略带紫色的皮膜，微皱缩，偶显肌肉纤维，略有弹性，剖开可见一层褐色半透明的中膜，内膜呈棕色，习称"银皮"或"云皮"，内含有颗粒状或粉末状香仁。毛壳麝香以皮薄、仁满、有弹性、香气浓烈者为佳品。用手压捏不带毛的囊皮处，有柔软的感觉，没有顶手的硬刺物质，被压捏下陷后的皮囊，放手后可弹起，能恢复原状。

野生麝香仁质地柔软、润泽、疏松。颗粒状，外表有麻纹，颜色偏黑，有光泽，断面棕黄色。粉末状的香仁多带有脱落的内膜或皮毛，颜色偏棕色。人工养殖品呈颗粒状、条状或团块状，表面不平，油性，有光泽，并有少量脱落的皮毛黏附。

对于麝香的鉴别，有经验的老药工常采用槽针法、水试法、灼烧法、口尝法等多种方法。槽针法针对毛壳麝香，用特制槽针从囊孔插入，转动槽针撮取麝香仁，拔出槽针立即检视：槽内的麝香仁应有逐渐膨胀并高出槽面的现象，习称"冒槽"，且麝香仁油润，颗粒疏松，香气浓烈。手试法操作为取麝香仁少许，置食指与拇指间，应不粘手、不染指、顶指、结块，搓之成团，轻揉即散。

麝香的鉴别方法还有很多，应具体情况具体分析。

二、异域之香显奇功

麝香，始载于《神农本草经》，被列入上品，称其"味辛，温。主辟恶气，杀鬼精物；温疟；蛊毒；痫痉，去三虫。久服除邪，不梦寤魇寐。"书中对麝香辟除恶气、治疟疾、杀蛊毒、疗惊痫等功效的认识虽与后世本草有一定差距，但麝香的芳香辟秽作用已被认识到。

（一）开窍神药谈麝香

在现代《中药学》教材中，麝香位列开窍药的首位，被称为"醒神回苏之要药"，但开窍这一功效的提出，却经历了相当长的发展历程。直至到了明代，《本草纲目》和《景岳全书》中才记载了麝香"通诸窍"的功效。同时代的《神农本草经疏》和清代的《本草述》更是进一步将其具体化，如《神农本草经疏》记载"其香芳烈，为通关利窍之上药。凡邪气着人，淹伏不起，则关窍闭塞。辛香走窜，自内达外，则毫毛骨节俱开，邪从此而出。"强调了麝香显著的开窍作用，将其奉为开窍上药。《本草述》提出：

"麝香之用，其要在能通诸窍一语。盖凡病于为壅为结为闭者，当责其本以疗之。然不开其壅，散其结，通其闭，则何处着手？……如风中藏昏冒，投以至实丹、活命金丹，其用之为使者，实用之为开关夺路，其功更在龙脑、牛黄之先也。"更是将麝香视作功在龙脑、牛黄之上的开窍首选佳品，这与现代中药学记载的麝香为辛温之品，性善走窜，长于通关开窍，具有开窍醒神、治疗闭症的认识不谋而合。

闭证，是中风非常严重的证型之一，为实证，多由气结、瘀血、寒邪、热邪、痰浊等原因导致，主要表现为神昏，口噤，两手紧握，大小便不通，脉实有力。麝香辛温，气极香，走窜之性甚烈，有很强的开窍通闭、辟秽化浊作用。虽然从药性上来讲，麝香更加适合寒邪导致的闭证，但是因为麝香神奇的开窍作用，因此无论什么原因导致的闭证，麝香都作为首选药物，是第一要药。比如麝香治疗温病热陷心包，痰热蒙蔽心窍，小儿惊风及中风痰厥等热闭神昏，常配伍牛黄、冰片、朱砂等，组成凉开之剂，如鼎鼎有名的安宫牛黄丸。

（二）活血良药话麝香

麝香还是一味效果突出、作用广泛的活血药。麝香具有活血止痛的效果，可以治疗瘀血导致的疼痛；具有活血通经的效果，可以治疗妇科瘀血，比如经闭等；因具有突出的活血作用，还可以治疗瘀血的重症——癥瘕。现代中药学中还将麝香作为治疗肿瘤的药物，这应该是活血消癥作用的进一步扩大。

麝香还具有活血疗伤的传奇作用，可以治跌仆肿痛、骨折扭挫，不论内服，外用均有良效，常与乳香、没药、红花等配伍，组成伤科要药七厘散。方中麝香发挥着化瘀止痛的奇特效果。

（三）堕胎之疑论麝香

现代中药学中，认为麝香活血通经，且辛香走窜，力达胞宫，有催生下胎之效，多用治难产、死胎、胞衣不下等，比如说胎儿死在腹中，让死胎排出来，或者胎盘不下，治疗胎盘滞留。在历代文献中，很多本草都有相关的记载，早在《名医别录》中，就有记载："中恶，心腹暴痛，胀急痞满，风毒，去面䵟，目中肤翳，妇人产难堕胎。"除此之外，《妇人大全良方》《医经小学》《河北医药集锦》《张氏医通》等众多文献也有相关的记载。《河北医药集锦》将麝香与猪牙皂、天花粉同用，配上葱汁制成堕胎丸，外用即可取效，《张氏医通》将麝香与肉桂配伍，如香桂散。但是从客观的角度，这是因为古代医疗条件不足，古人不得已采取的一种治疗方法，其实放到现今，是非常危险的行为，不能再应用到临床上。

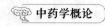

　　至于宫斗剧中描述的各种过于神奇的堕胎效果，如闻到麝香的味道，使用含有麝香的膏或胶等就导致流产、不孕的神奇作用，没有充分的文献及临床证据支持，更多应该归于文学作品的过度渲染。

　　此外，现代中药学认为，除了发挥活血止痛的效果，麝香还具有单独的止痛效果，曾有学者用麝香治疗冠心病心绞痛：用人工麝香以乳糖压成片剂（每片含人工麝香 30 mg），当心绞痛发作或由冠心病引起胸闷、气憋时，取 1 片含于舌下，疼痛厉害者含 1.5～2 片，曾有 74.37% 的患者感觉比硝酸甘油作用更快、止痛时间更长。

　　但是追寻历代文献，对麝香的止痛作用却鲜有记载，推测麝香为极其珍惜之品，非重症、难症，其他病症很少用到麝香。

（四）双面麝香

　　历代医家对麝香的芳香之效了如指掌，同时也提出了麝香如果用之不当，可耗伤正气。如《雷公炮制药性解》中记载："麝香为诸香之最，其气透入骨髓，故于经络不所不入。然辛香之剂，必能耗损真元，用之不当，反引邪入髓，莫可救药，诚宜谨之。"文中以诸香之最，极度渲染了麝香的异香，言其"透入骨髓、于经络无所不入"，说明了麝香善于走窜，同时作者也认为"用之不当，反引邪入髓，莫可救药"，提出谨慎使用麝香的观点。

　　正如书中所言，麝香作为百香之王，其芳香之力可以救人治病，但其香窜之性也能伤人，面对这样一味有"性格"的中药，应该怎样去使用呢？

　　麝香的用法比较特殊，有两点需要注意：

　　第一，不能入煎剂。因为其有效成分在汤剂中很容易被破坏，只能入丸散剂，每次 0.03 g～0.1 g。麝香作为开窍药，不能超过剂量使用，从传统的角度，麝香是耗散正气的药物。基于现代研究，麝香对中枢系统有双向的调节作用，小剂量的时候是兴奋作用，可以促进醒脑回苏，治疗昏厥，如果超过这个用量，反而是发挥中枢抑制作用，使本身已经昏迷的患者，昏厥加深，因此麝香的临床用量不能过大。

　　第二，麝香是孕妇禁用的药物。刚才已经提到，麝香走窜之力很强，具有引产作用，即容易导致堕胎，对孕妇而言，麝香是明令禁止的药物。

　　麝香作为教材最后一味药物，正如第一味药物人参一样，虽然没有被标注上狭义的毒性，用之恰当可救人于瞬间，取得突出的治病效果；用之不当，则轻可伤人，重可夺命。由于麝香的名贵性、珍稀性，使得麝香主要应用在中成药中，如安宫牛黄丸、苏合香丸、片仔癀、云南白药、六神丸等。

三、小结

最后，以宋代梅尧臣的一首咏颂诗来结束麝香的话题：

游伏柏林下，食柏遂生香。空知噬脐患，岂有周身防。

赤豹以尾死，猛虎以睛丧。倪或益於用，捐躯死其常。

参考文献

［1］徐灵胎．医学源流论［M］．北京：中国中医药出版社，2008．

［2］柳河县志编纂委员会．柳河县志［M］．长春：吉林文史出版社，1991．

［3］吴承恩．西游记［M］．西安：太白文艺出版社，2004．

［4］贾所学．药品化义［M］．北京：中国中医药出版社，2013．

［5］原所贤，暴连英．文苑杏林话中医［M］．北京：科学技术文献出版社，2007．

［6］卢之颐．本草乘雅半偈［M］．北京：中国中医药出版社，2016．

［7］张存悌．《饮膳正要》白话图解 宫廷药膳食谱［M］．沈阳：辽宁科学技术出版社，2013．

［8］刘文泰．本草品汇精要［M］．北京：人民卫生出版社，1982．

［9］缪希雍．神农本草经疏［M］．北京：中国医药科技出版社，2011．

［10］苏颂．本草图经［M］．芜湖：皖南医学院科研科，1983．

［11］张世臣．中国附子［M］．北京：中国中医药出版社，2013．

［12］张璐．本经逢源［M］．北京：中国中医药出版社，1996．

［13］张山雷．本草正义［M］．福州：福建科学技术出版社，2006．

［14］李时珍．本草纲目［M］．北京：中国医药科技出版社，2016．

［15］陈修园．陈修园医学全书·神农本草经读［M］．太原：山西科学技术出版社，2011．

［16］倪朱谟．本草汇言［M］．北京：中医古籍出版社，2005．

［17］陈德兴．神农本草经［M］．福州：福建科学技术出版社，2012．

［18］刘长华．金匮玉函经［M］．北京：北京科技出版社，2016．

［19］尚志钧，陶弘景．本草经集注［M］．皖南医学院科研科，1985．

［20］寇宗奭．本草衍义［M］．北京：中国医药科技出版社，2018．

［21］韦桂宁，胡炳义．图解《本草纲目》养生经［M］．北京：军事医学科学出版社，2015．

［22］朱国福．中药学［M］．北京：清华大学出版社，2012．

［23］吴其浚．植物名实图考校注［M］．郑州：河南科学技术出版社，2015.

［24］李中梓．本草通玄［M］．北京：中国中医药出版社，2015.

［25］陶弘景．本草经集注［M］．北京：人民卫生出版社，1994.

［26］吴谦．医宗金鉴［M］．北京：中国中医药出版社，1995.

［27］王好古．汤液本草［M］．北京：中国中医药出版社，2013.

［28］常敏毅．日华子本草辑注［M］．北京：中国医药科技出版社，2016.

［29］唐慎微．证类本草 重修政和经史证类备急本草［M］．北京：华夏出版社，1993.

［30］陈仁山．药物出产辨［M］．台北：新医药出版社，1930.

［31］陈文涛．方以智物理小识［M］．福州文明书局，1936.

［32］陈嘉谟．本草蒙筌［M］．北京：人民卫生出版社，1988.

［33］陈菲．何处药香不医人 一味中药补养全家［M］．哈尔滨：哈尔滨出版社，2009.

［34］李心衡．金川琐记［M］．北京：商务印书馆，1985.

［35］龚廷贤．寿世保元［M］．天津：天津科学技术出版社，1999.

［36］周志林．本草用法研究［M］．上海：中华书局，1951.

［37］赵学敏．本草纲目拾遗［M］．北京：中国中医药出版社，1998.

［38］陈藏器．本草拾遗［M］．合肥：安徽科学技术出版社，2002.

［39］陈士铎．本草新编［M］．北京：中国中医药出版社，1996.

［40］黄宫绣．本草求真［M］．北京：人民卫生出版社，1987.

［41］李中立．杏雨轩医学选刊 本草原始［M］．北京：学苑出版社，2011.09.

［42］张华著．博物志新译［M］．上海：上海大学出版社，2010.

［43］刘若金．本草述校注［M］．北京：中医古籍出版社，2005.

［44］韩保升．蜀本草 辑复本［M］．合肥：安徽科学技术出版社，2005.

［45］李中梓．雷公炮制药性解［M］．北京：中国中医药出版社，1998.

［46］王怀隐．太平圣惠方校注2［M］．郑州：河南科学技术出版社，2015.

［47］张锡纯．医学衷中参西录［M］．北京：中医古籍出版社，2016.

［48］邹澍．本经疏证［M］．北京：中国中医药出版社，2013.

［49］刘安．淮南子译注［M］．上海：上海古籍出版社，2016.

［50］鲁迅．朝花夕拾［M］．呼和浩特：远方出版社，2015.

［51］张师正．倦游杂录［M］．上海：上海古籍出版社，2012.